TOPSY KÜPPERS

Mein Ungustl – ein widerlicher Gast

TOPSY KÜPPERS

Mein Ungustl – ein widerlicher Gast

Fotos von Ingrid Kollmer

Langen*Müller*

FSC
www.fsc.org
MIX
Papier aus verantwortungsvollen Quellen
Paper from responsible sources
FSC® C105338

in der F. A. Herbig Verlagsbuchhandlung GmbH, Stuttgart.

Schutzumschlag: Wolfgang Heinzel
Schutzumschlagfoto und Fotos innen: © Ingrid Kollmer, Wien
Satz: Satzwerk Huber, Germering
Gesetzt aus Adobe Garamond 11,25/15 pt
Printed in EU
ISBN 978-3-7844-3446-9

Auch als ebook

www.langen-mueller-verlag.de

Für Sandra und Roger

DER UNGUSTL

Es gibt Typen, die beklemmend böse und qualvoll auf uns wirken. In Österreich bezeichnet man diese mit einem einzigen Wort: Ungustl.*

Denen weicht man aus.

Ich konnte ihm jedoch nicht ausweichen, denn er quälte mich seelisch und körperlich. Und deshalb ist dies ist kein Trostbüchlein. Keine Durchhalteparolen oder Mutmacher füllen die Seiten. Keine Ratschläge aus Großmutters Nähkästchen oder Vorschläge, um jung, gesund und positiv zu bleiben, werden suggeriert. Nein. »Der Ungustl« ist nichts weiter als ein Tatsachenbericht, in dem ich meine Krebserkrankung schildere.

In Zeitungen und Broschüren lese ich die tröstlichen Aussagen der Onkologen: »Bei jedem Patienten muss eine *individuelle* Entscheidung getroffen werden!«

Ich denke mir: »Super! Wie schaffen die das, bei einer halben Million krebskranker Menschen jährlich?«

---

* Nach Peter Wehle in »Sprechen Sie Wienerisch?« ist der Ungustl ein unappetitlicher, widerlicher Typ. Das Buch erschien im März 2003 bei Ueberreuter.

Ein anderer Gott in Weiß bemüht sogar Seneca und schreibt: »Der Arzt ist dein Freund, der eine schwere Situation mit dir gemeinsam bewältigt ...«

»Doppelt super! Bei einem Zwanzigminutengespräch – eine Meisterleistung!«

Als die Diagnose Darmkrebs gestellt wurde, begann ich, schonungslos und aufrichtig meine seelischen und körperlichen Begleiterscheinungen zu notieren, denn für einen krebskranken Menschen werden die kleinsten Dinge im Leben bedeutsam. Weit entfernt von jedem Wunderheilungs- oder Esoterikglauben stellte ich fest: Es gibt nicht nur die spürbare und sichtbare Realität. Das Unterbewusstsein, von dem die Psychotherapeuten behaupten, es sei wichtiger als das Bewusstsein, sendet manchmal verblüffende Signale und ich bemerkte: »Es tut mit mir!«

Ja, es tat mit mir und ich fasste den Entschluss, meine persönlichen Gefühle, Erlebnisse, alles Erträgliche und Unerträgliche ungeschönt zu schildern. Wenn es mir gelingt, mit dem »Ungustl« ein zustimmendes Nicken oder ein Lächeln in ein trauriges Gesicht zu bringen, freut sich

Ihre
Topsy Küppers

FRAGE NIE WARUM

Kennen Sie einen Menschen, der sich nicht freut, wenn er ein vierblättriges Kleeblatt findet? Ich nicht! Obwohl ich zu den Künstlerinnen gehöre, die müde lächeln beim obligatorischen Toi-toi-toi-Spucken über die linke Schulter der Rivalin oder über das entsetzte Zertrampeln eines Blumenstraußes mit Nelken, der auf die Bühne fliegt, weil Nelken angeblich Unglück bringen. Ich sage: »Aberglaube ist Unglaube!« Trotzdem würde ich nie auf einer Bühne pfeifen, wohl wissend, dass dieser Aberglaube aus einer Zeit stammt, als die Bühnen noch mit Gaslicht beleuchtet wurden. Ein leiser Pfeifton signalisierte das ausströmende Gas. Aber ein vierblättriges Kleeblatt? Das könnte doch Glück bringen! Oder?

Es war beim frühmorgendlichen Joggen an der Donau. Links die graue Donau, rechts die grünen Bäume, Büsche und Graswildwuchs. Ich atmete im Rhythmus, trabte dahin und freute mich über die Leichtigkeit des Seins. Auf dem Treppelweg ist achtsames Joggen angesagt. Kleine Mulden und Wurzeln muss man überspringen. Also ging der Blick nach unten, und da sah ich es – ein großes, vierblättriges

Kleeblatt. »Komm mit, du Glücksbringer«, sagte ich und verstaute es in der Tasche meiner Jogginghose. Zu Hause legte ich es in den Kalender mit dem Datum 17. August, meinem zweiundachtzigsten Geburtstag, als gutes Omen für ein gutes, neues und erfolgreiches Theaterjahr.

Meine Freundin Wilma hatte bis Mitte Dezember einen feinen Tourneeplan ausgearbeitet und ich freute mich auf die Gastspiele in Österreich, in Berlin, Brüssel, München und bei der Erich-Kästner-Festwoche in Oberschwarzach.

Und plötzlich war alles anders.

Wie jedes Jahr verbrachten mein Mann Carlos und ich unseren Urlaub in Unterach am Attersee. Gewitterstürme, Überschwemmungen und Hitzeperioden wechselten ab. Es störte uns nicht. In dieser wunderschönen Landschaft lernt man, mit der Natur zu sein und nicht gegen sie. Wir wissen: Es gibt kein schlechtes Wetter, nur falsche Kleidung.

Am 8. August bemerkte ich bei meinem morgendlichen Yoga einen starken Druck in der Aftergegend. Auf der Toilette erstarrte ich: Die Schüssel war voller Blut, in dem ein paar Kotbröckchen dümpelten. Da ich gewohnt bin, an jeden negativen Gedanken einen positiven anzubinden, erinnerte ich mich sofort an eine ähnliche Situation. Als ich die George Sand

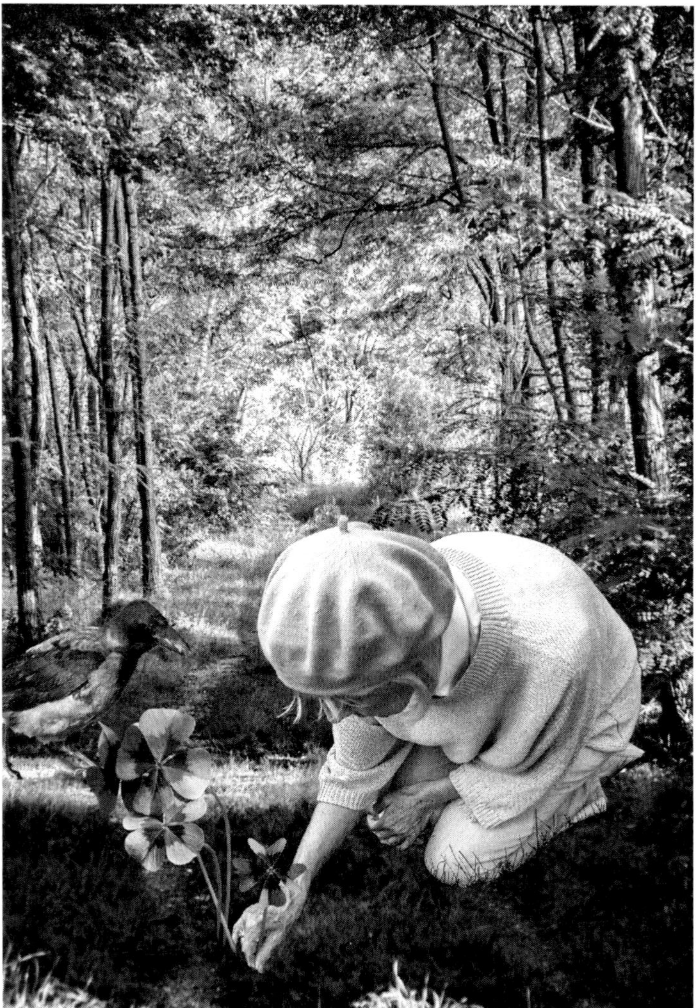

Glück ist die Abwesenheit von Unglück.

spielte, hielt ich mich in der Inszenierung wahrheitsgetreu an die Aufzeichnungen der von mir geliebten Dichterin.

Da George-Aurora eine leidenschaftliche Rotweintrinkerin war, zeigte ich auch auf der Bühne ihre Schwäche und trank während der Monologe und der hinreißend schönen pianistischen Leistung von Christos Marantos, der den Chopin spielte, einige Gläser Rotwein. Allerdings handelte es sich dabei um Bühnenrotwein – Rote-Bete-Saft. Das Resultat in der Kloschüssel war damals optisch das Gleiche wie an jenem Morgen in Unterach.

Diesmal war alles anders, denn das, was dort schwamm, war Blut. Reines Blut.

Am nächsten Tag fuhr ich mit Carlos nach Bad Ischl ins Landeskrankenhaus. Es war Maria Himmelfahrt. Im katholischen Österreich ein Feiertag. Trotzdem wurde ich sofort zu Oberarzt Dr. Tibor Geley gebracht. Der gut aussehende Chirurg vermittelt Vertrauen durch Sachlichkeit.

Man verfrachtete mich in ein freundliches Krankenzimmer. Zunächst musste ich einen Liter grausliches Irgendwas über den Tag verteilt trinken. Das Resultat waren Tag und Nacht überaus eilige Sitzungen.

Auch der darauffolgende Morgen begann um sechs Uhr früh mit einem Liter Irgendwas und dem diktatorischen Hinweis der Schwester, bis acht Uhr alles auszutrinken, denn um zwölf Uhr, zur Narkose, müsse ich nüchtern sein.

Allerdings muss ich hinzufügen, dass das LKH Bad Ischl eine wahre Oase der Freundlichkeit ist. Man pflegt dort immer noch die Rituale der K.-u.-k.-Monarchie-Umgangsformen, die Schwestern sprechen den behaglichen Dialekt des Salzkammerguts, das Personal ist an seiner farblich abgestimmten Kleidung erkennbar: Ärzte als »Götter in Weiß«, Pflegerinnen und Pfleger in zarten Streifen und die jungen Mädchen aus der dem LKH angeschlossenen Schwesternschule in Blau. Das erleichtert das Erkennen der Bezugspersonen. In Ischl pflegt man zudem gemütliche Essenszeiten und so wird das Frühstück um halb neun und das Mittagessen um halb eins gebracht. Das Abendessen allerdings bereits um siebzehn Uhr – was mich an ein berührendes Erlebnis erinnerte.

Ich hatte die Ehre, das Kardinal König Haus in Wien mit einem Chanson-Programm zu eröffnen. Anschließend gab es ein feines Buffet. Allerdings kommen Künstler selten in den Genuss, noch etwas vorzufinden, denn bis man abgeschminkt und umgezogen ist, haben die Party-Piranhas alles abgeräumt. Doch dieses Mal kam der Ehrengast Kardinal

Franz König mit einem Teller auf mich zu und sagte: »Ich habe Ihnen etwas aufgehoben …«

Seine Achtsamkeit beschämte mich: Ein Kardinal servierte mir einen fein ausgewählten Vorspeisenteller. Wir saßen zusammen und ich bekannte, dass ich eine große Bewunderin von Spinoza sei. Der humorvolle Gottesmann wollte mich jedoch keineswegs bekehren, sondern erzählte mir »ganz Privates« aus seinem Leben.

Ich erfuhr nicht nur, dass der Kardinal auf sein »Dinner-Cancelling« ab siebzehn Uhr schwor, sondern auch etwas über seine Freundschaft mit seinem engsten Freund, dem Kardinal Lustiger von Paris, einem konvertierten Juden. Kardinal König wurde fast hundert Jahre alt. Sein Foto steht zu Hause auf meinem Sekretär und seine Widmung brauche ich jetzt dringender denn je: *»So bin ich mit Gottes Segen immer bei Ihnen!«*

Im LKH Ischl gab es für mich jedoch weder Dinner noch Cancelling, sondern eine Narkose, bei der Dr. Geley eine Darmspiegelung und Fotos von meinen Eingeweiden machen wollte. Ein junger Narkosearzt beförderte mich ins Reich der Träume. Ich sah Bilder von einer Eisdiele, wie eine Hand mit einem Eislöffel an den verschiedensten Eissorten vorbeischabte, und wunderte mich, warum es dem Eis wehtat. Als ich aufwachte, wollte ich eigentlich nur weiterschlafen.

Am späten Nachmittag eröffnete Dr. Geley das Gespräch mit den trockenen Worten: »Ich habe leider schlechte Nachrichten für Sie!«

Die Nachricht war nicht nur schlecht, sie war niederschmetternd. Er hatte zwei Tumore im Darm festgestellt. Die Fotos zeigten eklige, blutige Geschwüre – und das mir!

Alles, was ich über diese Geißel der Menschheit gelesen, gehört hatte oder was Freunde oder Kolleginnen erleiden mussten, drohte jetzt mir?

Wieso ich?

Man sagte mir immer, ich sei beispielgebend. Meine Disziplin, meine sportliche Lebensart, mein Verzicht auf zu viel Fleisch und Alkohol, keine Gewichtsprobleme und keine Schlafstörungen. Ach, das war doch immer »Musik in meinen Ohren«. Ja, ich bejahte das Leben, liebte die Natur und meinen Beruf und war voller neuer Ideen und Pläne. Verträge bis 2015. Und jetzt war dieser widerliche Untermieter in meinen Darm eingezogen. Ein Ungustl, böse, gefährlich, lebensbedrohend.

Wieso? Woher? Warum?

1. Lektion:
FRAGE NIE WARUM.
NIEMAND KANN DIR EINE BEFRIEDIGENDE ANTWORT GEBEN.

Warum ist das so? Warum bekommen Ärzte schmale Lippen, wenn man »Warum« fragt?

Warum?

Warum gibt's so viele Dinge,
die man nicht durchschaut
Warum gibt's zum Beispiel
zum Braten immer Kraut
Warum isst man manche Würste mit
und manche ohne Haut
Und warum gibt's so viele Fragen,
an denen man ein Leben kaut?

Warum wissen Taxifahrer
so viel Worte über Wetter
Warum sind auf dieser Welt
manche Orte einfach netter
Warum macht das Leben Kurven
und geht selten geradeaus
Und warum kriegt Hansi Hinterseer
überhaupt Applaus?

Warum sind Pförtner
immer schlecht gelaunt und hässlich
Warum ist die deutsche Post
längst nicht mehr verlässlich
Warum gibt es mehr Goethe-Straßen
als Goethe-Plätze
Warum brauchen wir für jeden Furz
gleich zehn Gesetze?

Warum ist der Sinn des Daseins
gar nicht klar
Warum kriegen junge Menschen
heute früher graues Haar
Warum wird es nie mehr
so schön, wie's einmal war
Und warum find' ich nie
ein gleiches Sockenpaar?

(Ref.) **Doch wir gehen einfach weiter**
und wir blicken nicht zurück
Wir sind Crash-Test-Dummies
auf der Suche nach Glück
Vielleicht wird alles anders
und sogar morgen schon
Vielleicht ist unser Leben
nur ne Beta-Version

Warum sind Beamte als Rentner
    viel agiler
Warum ist der deutsche Humor
    kein sehr subtiler
Warum gibt es keine Impfung,
    um der Blödheit vorzubeugen
Warum ist Kinder aufzieh'n
    schwieriger als zeugen?

Warum wachsen die besten Früchte
    oben in den Bäumen
Warum sind Sex und Rache
    meistens besser in den Träumen
Warum finden wir uns ab
    und hoffen trotzdem auf das Glück
Und warum bringt mein Hund
    nie den Ball zurück?

Warum neigen wir dazu,
    aus Prinzip zu resignieren
Warum werden wir erst locker
    nach etwa sieben Bieren
Warum muss man alles
    immer zehnmal diskutieren
Warum essen wir das Gammelfleisch,
    statt es zu exportieren?

(Ref.)

Warum redet meine Oma
immer ohne Punkt und Komma
Warum gibt es hier bei uns
nur so kurze Sommer
Warum ist es denn so wichtig,
dass man irgendwas erstrebt
Warum sterben die Giraffen aus
aber Elivs lebt?

Warum haben wir aus all den Fehlern
nichts gelernt
Und warum ist Lanzarote
so weit von mir entfernt
Warum hab ich so viel Zeit
mich den ganzen Mist zu fragen,
und warum gingst Du fort
ohne auf Wiedersehen zu sagen?

Roger Stein ist Träger mehrerer Kleinkunstpreise

Der Chirurg erklärte mir, dass jeder Mensch den Keim zu einem Tumor jahrelang in sich herumtragen kann. Mal stirbt der Mensch an einem Herzinfarkt oder bei einem Flugzeugunglück. Ist das nicht der Fall, wächst der Ungustl plötzlich und breitet sich innerhalb kurzer Zeit aus, tückisch, weil schmerzfrei.

Wieso das so ist, kann man in Tausenden Broschüren, Gesundheitsmagazinen, im Internet oder in Ärzteblättern nachlesen. Aussage steht gegen Aussage!

Chirurgie – Homöopathie – Geistheiler – Vorbeter und Nachbeter, alle einsam auf verlorenem Posten.

Ich hatte keine Schmerzen und lag in der Nacht wach, ohne krank zu sein. Ich fühlte mich wie der Delinquent bei der chinesischen Wassertropfentortur. Ohne Unterlass, im gleichen Rhythmus tropft Wasser auf seine Stirn – tropf – tropf – tropf … so lange, bis der Gequälte verrückt wird.

Krebs – Krebs – Krebs – ich war die Gequälte, aber ich wurde nicht verrückt.

Ich weinte nicht und ich verzweifelte auch nicht, ich war einfach nur fassungslos.

Im Dunkel des Krankenzimmers sah ich mich in einer unübersehbaren Menge von Frauen. Wir alle schrien dasselbe: »Wieso ausgerechnet ich!«

Dieses Wahnbild brachte mich zu mir selbst zurück und ich dachte an meine Großmutter (die gescheiteste Frau der Familie), die immer gesagt hatte: »Nimm keinen Vorschuss auf Zores*!«

Danke, Omi! Du hast recht! Von einem Leben ohne Leid bleibt kein Mensch verschont. Ich werde alle Untersuchungen brav über mich ergehen lassen und dann werde ich wissen, was zu tun ist.

Erst gegen Morgen schlief ich ein.

Jean Paul sagte: »Die Erinnerung ist das einzige Paradies, woraus wir nicht vertrieben werden können.«

Einspruch, Euer Ehren! Wenn ich mich, bevor mich der Ungustl belagerte, an meinen paradiesischen Gesundheitszustand erinnere, werde ich unendlich traurig.

Meine Großmutter (Sie kennen sie bereits als die gescheiteste Frau der Familie) sagte in deprimierenden Momenten: »So was braucht man wie a Loch im Kopp!«

Also verbiete ich mir diese Rückerinnerungen an einen paradiesischen Zustand.

Während ich Schubert, Éric Satie oder immer wieder Chopin höre, von Klassikpuristen herablassend als Kuschelklassik bezeichnet, lasse ich meine Gedanken dahingleiten wie Segelboote auf dem Attersee. Still und ohne (Gedanken-)Richtung. Man sollte an-

---

* Jiddisch von Zore: Unglück, Pech, Probleme

nehmen, dass bei einer Schauspielerin umjubelte Auftritte, hymnische Kritiken und Hunderte begeisterte E-Mails die Fantasiestunde ausfüllen – mitnichten! Denn was tut die Fantasie, diese Göttin der Verzweifelten? Sie führt mich in die Natur!

Mein ganzes Ich wird erfüllt von der Sehnsucht, noch einmal den Duft einer abgemähten Wiese im Salzkammergut zu riechen, den Sonnenuntergang am Strand von Tel Aviv zu erleben oder ganz einfach das Meisenpaar, das auf meiner Terrasse im Vogelhaus nistet, zu beobachten. Als ich aus meinem Wachtraum in die Realität zurückkomme, ist mein Gesicht nass von Tränen.

Adalbert Stifter schreibt in einem Brief: »Das ist das unsäglich Wohltätige von der Natur, dass Seelenwunden wie körperliche heilen ...«

Ist das so?

An dieser Stelle möchte ich vom Ungustl des Pianisten und Komponisten Isaak Steiner berichten. Viele Jahre lang begleitete er meine Programme und sein brillantes Klavierspiel begeisterte. Eines Tages fiel während einer Probe seine Hand wie kraftlos von den Tasten. Sein Arm, seine Finger pendelten sinnlos hin und her. Er flog sofort nach Hause und in Israel begann sein Weg von einer ärztlichen Kapazität zur andern.

Schließlich wurde ein Tumor im Gehirn festgestellt und auf eine sofortige Operation gedrängt. Aber Isaak weigerte sich. Wir telefonierten und ich versuchte, ihm Mut zu machen. Ihm war wohl bewusst, dass es gerade auf dem Gebiet der Krebsforschung und Tumorbehandlungen in Israel weltweit anerkannte Erfolge gibt, aber ich konnte ihn nicht überzeugen.

»Ich fahre morgen nach Safed, da habe ich ein Gespräch mit einem Rabbiner.«

Hatte ich mich verhört? Isaak war ein typischer Sabre, außen stachelig, innen süß, wie die Frucht, nach der die in Israel Geborenen benannt werden. Und genau wie ich war er wenig religiös verankert. Wieso suchte gerade er ein Gespräch mit einem Rabbiner im geschichtsträchtigen Safed? Mein Schweigen hing sekundenlang in der Leitung. Dann riet ich ihm weder zu noch ab, wohl wissend, dass Krebskranke alle sich ihnen bietende Chancen wahrnehmen sollten.

Die Neugier brannte unter meinen Nägeln, als ich Isaak am übernächsten Tag wieder anrief und fragte: »Verrate mir, was der Rebbe gesagt hat!«

»Nur einen Satz«, antwortete Isaak. »Der alte Mann sagte nur: ›Iss nix, was Augen hat…‹«

»Also keine OP?«

»Nein, keine OP.«

Damit war unser Gespräch beendet.

Isaak folgte dem Ratschlag des »Wunderrabbi« und hielt sich streng an die Anweisung. Nach einem Jahr stellten die untersuchenden Ärzte fest, dass der Tumor im Gehirn nicht mehr sichtbar war.

Und heute, zwanzig Jahre nach dem Ereignis, spielt der Pianist Isaak Steiner schöner als je zuvor…

»Na ja, solche Spontanheilungen gibt es eben manchmal …«, lauteten die Kommentare von Arztfreunden, um gleich danach die Fälle aufzuzählen, die durch alternative Behandlungen in die Grube gewandert waren.

Trotzdem tat es mir gut, dass mir gerade jetzt diese Geschichte in den Sinn kam und ich mich auch an einen Ausspruch von Rabbi Akiba erinnerte: »Alles ist möglich!« Rabbi Akiba starb um 135 n. Chr. den Märtyrertod in Safed. In seinen philosophisch-religiösen Gedankengängen betonte er: »Es ist die Aufgabe des vernünftigen Menschen, sich selbst zu vervollkommnen.«

Was meinte der weise Mann damit? Versucht nicht jeder Mensch ein Leben lang, sich zu vervollkommnen? Man arbeitet an seinen zwischenmenschlichen Beziehungen und versagt zumeist. An seinem Bankkonto, es bleibt spärlich. An seiner Karriere, sie ist fragwürdig. Und schließlich stellt man fest: Alles ist unvollkommen!

Alles, was mir vollkommen klar ist, sind die beiden Ungustl in mir. Es ist also erwiesen, dass sich diese Kerle, unabhängig von dem, was man isst oder trinkt, ansiedeln. Ich habe gelernt: Frage nicht warum, das ist dumm.

Bei einer weisen Freundin, deren Ungustl nach der Brustkrebs-Behandlung zehn Jahre lang verschwunden war, erschien er plötzlich wieder in ihren Knochen und trieb dort sein Unwesen. Sie sagte mir: »Ich weiß, dass ich gehen muss, aber ich lasse mich nicht hetzen!«

Das, geschätzter Rabbi, nenne ich »sich vervollkommnen«.

Ich bewundere Menschen, die sich auf das Jenseits freuen, und verachte jene, die glauben, dass sie dort von unverschleierten Jungfrauen erwartet werden.

Ich liebe das Diesseits!

ÜBER DAS LEBEN REDEN, NICHT ÜBER DEN TOD

Am nächsten Morgen Arztvisite. Dr. Geley, trotz Nachtdienst picobello im weißen Mantel, fragte freundlich: »Nun, wie geht es Ihnen?«

»Danke gut«, log ich.

In ungewöhnlichen Situationen pflegte meine goldene Mutter mir zuzuflüstern: »Haltung, mein liebes Kind!« Wieso kam mir gerade jetzt diese liebevolle, mütterliche Warnung in den Sinn?

Sie war leichter gesagt als getan, denn einem Menschen gegenüber, den man nur flüchtig kennt, zeigt man sich meistens so vorteilhaft wie möglich. Wenn man allerdings dem Arzt seinen nackten Hintern entgegenstrecken muss, ist es peinlich und man geniert sich. Es ist also wichtig, den Arzt nicht als Mann, sondern nur als Neutrum zu sehen. »Haltung, mein liebes Kind!«

Noch schwieriger wird das, wenn man dem geliebten Partner die niederschmetternde Nachricht »mit Haltung« erklären will. Dazu muss man ein Berg an innerer Kraft und Ruhe sein. Mein wunderbarer Mann, mein Fels in der Brandung des Theaterlebens, mein Kraft- und Ruhespender, den unangenehme

Nachrichten höchstens zu Wutausbrüchen brachten, weinte. Er weinte wie ein kleines Kind und ich konnte ihm nichts Tröstliches sagen.

2. LEKTION: HOFFNUNG VERBREITEN, NICHT FURCHT. ÜBER DAS LEBEN REDEN, NICHT ÜBER DEN TOD.

Der nächste Tag begann mit einem Lichtblick. Es wurde mir ein Frühstück serviert. Nach drei Tagen fasten, verschönt mit drei Liter Irgendwas, bekam ich einen guten Kaffee mit heißer Milch und ein Bauernbrot. Großzügig bestrich ich das Brot mit Butter, streute etwas Salz darüber und schloss beim Kauen die Augen. Was für eine Köstlichkeit! Ich hatte drei Kilo abgenommen.

An diesem Tag gönnte man mir eine Auszeit von Behandlungen und Untersuchungen. Ich durfte in Bad Ischl spazieren gehen. Vorher musste ich eine Ausgangsbestätigung unterschreiben, »Für die Versicherung«, wie man mir erklärte, und falls mir unterwegs etwas passieren würde.

»Was soll mir denn passieren?«, fragte ich die Stationsschwester.

Sie lächelte wissend: »Alles ist möglich, ohne Ausgangsbestätigung dürfen Sie nur im Park vom LKH spazieren gehen.«

Nein, ich wollte raus! Es war »Kaiserwetter«, wie sich das zum Geburtstag von Kaiser Franz Josef gehört. Fiaker zockelten durch die Fußgängerzonen. Ich bestellte mir im weltberühmten Café Zauner eine Melange mit einer Zaunerschnitte und ließ »das Volk« an mir vorbeidefilieren. Beim Anblick von Gottes seltsamem Tiergarten vergaß ich für eine Stunde meine deprimierende Situation und schüttelte innerlich mehrmals den Kopf über die ausgefallenen modischländlichen Einfälle der zahlreichen Touristen.

Langsam spazierte ich zurück zum Landeskrankenhaus. Wieso war ich so müde nach diesem kleinen Spaziergang? Ich, die ich stundenlange Wanderungen wie ein junger Pfadfinder absolviere? Ich setzte mich auf eine Bank im Park. Um mich herum Blumenbeete in allen Farben, Bäume, Sträucher und in der Ferne die waldbewachsenen Berge. Darüber jubelte eine Abendsonne. Es hatte immer noch dreiundzwanzig Grad.

3. Lektion: IN STUNDEN DER TRAURIGKEIT KANN DIE SCHÖNSTE NATUR KEINEN TROST SPENDEN.

Im Krankenzimmer stand bereits mein »Abendessen« – ein Liter Irgendwas.

»Alles austrinken«, ordnete die Nachtschwester an. »Sie werden morgen nach Gmunden gebracht, da müssen Sie nüchtern sein.« Sie erklärte mir wortreich, dass ich zur Kernspintomografie gebracht würde.

Seltsam, ich war überhaupt nicht neugierig. Ich fragte nichts, sondern sah die nette Schwester nur an.

»Ich bringe Ihnen etwas für die Nacht …« sagte sie, wissend, dass man belastende Gedanken im Dunkel der Nacht nicht verscheuchen kann. Mein Körper, der keine Medikamente gewohnt war und bei Erkältungen nur Aspirin kannte, reagierte auf dieses Schlafmittel, als hätte man mich in einen Fahrstuhl gesetzt, der in die Dunkelheit abwärtsstürzt. Um sechs Uhr früh wachte ich auf und trank den Rest vom Irgendwas.

Ich schlich ins Bad und riskierte sogar meine übliche Heiß-kalt-Dusche. Es half ein wenig, doch beim Ankleiden war die ständige Mattigkeit wieder vorhanden. Ein netter Chauffeur begrüßte mich in breitem Dialekt und verlangte ein Autogramm: »Des hob i mir nie denkt, des i Sie amol chauffieren derf.«

Mit dem feinen Gespür der Menschen vom Land fragte er nicht, warum er mich zur Kernspintomografie bringen müsse. Ich dankte ihm still für sein Taktgefühl.

Am nächsten Tag holte mich mein Mann ab und ich verabschiedete mich vom angenehmen LKH in Bad Ischl. Oberarzt Dr. Geley gab mir ein Konvolut Befunde und eine CD vom Ungustl sowie eine Überweisung an Prim. Prof. Dr. F. Herbst im Krankenhaus der Barmherzigen Brüder in Wien mit. »Eine chirurgische Kapazität«, wie er betonte.

Ich fuhr selbst mit dem Auto nach Wien, denn ich wollte mich »wegkonzentrieren« von meiner Krankheit und nur auf den Verkehr achten. Mit 140 km/h rasten die Biker an uns vorbei. »Lauter Organspender«, sagte ich, aber mein Mann schwieg.

4. Lektion: IN EINER SCHWEREN SITUATION MITEINANDER SCHWEIGEN IST BESSER, ALS SIE ZERREDEN.

Am Abend legte ich die Packung mit dem Schlafmittel auf meinen Nachttisch. Den Fahrstuhl in die Dunkelheit wollte ich nur im Notfall besteigen. Und siehe da, es ging auch ohne den nächtlich abwärtsrasenden Aufzug. Während ich mich von den Zehenspitzen bis zum Scheitel entspannte, lauschte ich den Atemzügen meines Mannes. Er atmete schwer. Ich fasste den Entschluss, mit ihm über den Ungustl nur das Allernötigste zu besprechen, und versprach mir, ihm jeden Tag mit Heiterkeit entgegenzukommen. Außer meiner Tochter Sandra, ihrem Mann Roger und meiner Schwägerin in London wurde niemand informiert.

Leider konnte mein Versuch, die Nachricht möglichst undramatisch und sachlich wiederzugeben, nicht verhindern, dass alle total panisch reagierten. Tägliche Telefonate und Endlosmails mit allen möglichen Informationen über Krebsdiäten und Ratschlägen füllten meinen PC. Ihre Sorge um mich berührte und belastete mich.

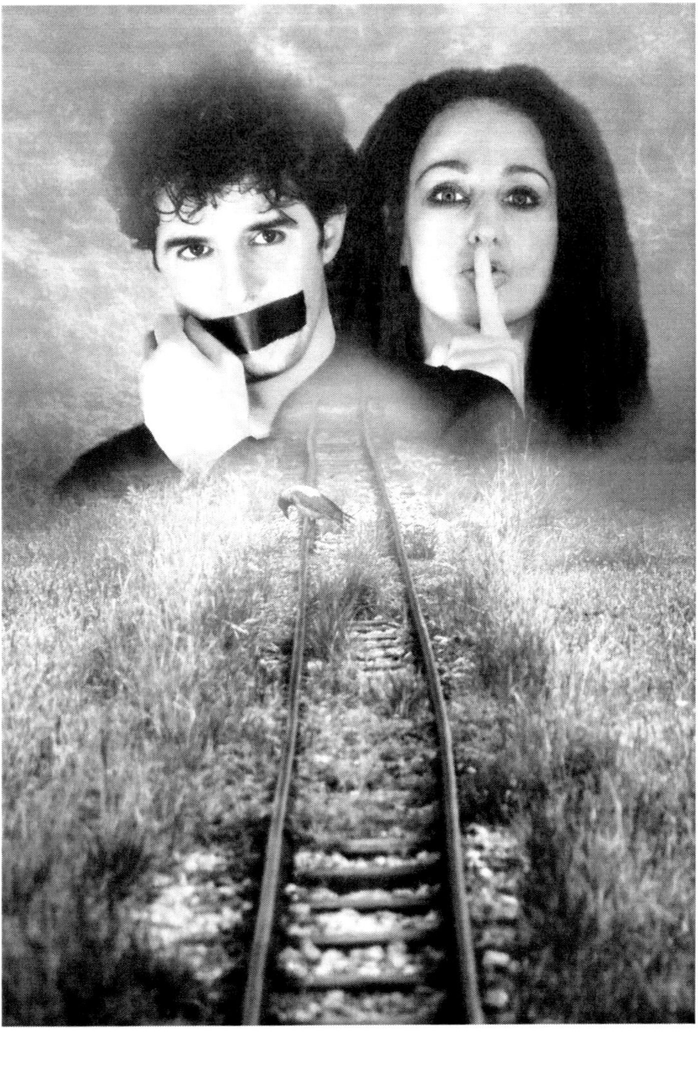

Schlimme Dinge sprechen sich am besten durch Schweigen aus.

DEMUT IST KEINE TUGEND

In großer Aufmachung brachten die österreichischen Zeitungen die Hiobsbotschaft: »Die Präsidentin des Nationalrats Barbara Prammer an Krebs erkrankt!«

Na, so was! Eine Leidensgefährtin? Ich verfolgte die Interviews und Berichte. Ihre Aussagen blieben gleich. Nein, was für ein Krebs es sei, werde sie nicht sagen, man möge ihre Privatsphäre respektieren. Ja, sie werde weiterarbeiten wie bisher, denn sie habe volles Vertrauen zu ihrem Arzt Dr. Zielinsky, einem berühmten Wiener Krebsspezialisten, und sie werde kämpfen, wie sie betonte.

Die Präsidentin dankte täglich allen Menschen für die teilnahmsvollen Zuwendungen. Noch nie war eine »rote« Politikerin vor einer Nationalratswahl solcherart im positiven Interesse der Öffentlichkeit gestanden. Schwarze, grüne, braune Abgeordnete gaben sich verständnisvoll, standen jedoch bereits in den Startlöchern und schleiften die Intrigenmesser.

Ich sah Barbara dann öfters im Fernsehen, traf sie persönlich und bewunderte ihre Haltung, aber ich erzählte ihr nichts von meinem Ungustl, denn ich hatte mich entschieden: »Von mir erfährt niemand etwas!« Mir graute vor den mitleidsvollen Blicken und den mühsam zusammengestotterten Aufmunterungssätzen.

Nein! Einen Dreck werd' ich tun! Ich würde nicht kämpfen. Wie töricht! Ein Kampf gegen einen übermächtigen Feind? Aber ich würde auch nicht resignieren. Ich würde demütig den von den Ärzten vorgeschriebenen Weg gehen.

5. Lektion:
DEMUT IST KEINE TUGEND.
SIE IST EINE TRAUER, DIE AUS DER OHNMACHT ENTSPRINGT.
SPINOZA

Monate später hatte ich einen Traum. Sigmund Freud belehrt uns: »Der Traum ist eine Psychose, mit allen Ungereimtheiten, Wahnbildungen, Sinnestäuschungen einer solchen.« Habe ich, wenn ich dem großen Seelenkramer glaube, eine Psychose, wenn ich des Tages Freud und Leid mit in die Nacht nehme? Ist es eine Wahnbildung, wenn ich mein Textbuch des Nachts unter das Kopfkissen lege, wissend, dass sich das auswendig Gelernte dann besonders gut einprägt? Ist es eine Sinnestäuschung, wenn mir meine Mutter in Situationen, in denen sich meine Zehen in den Pumps vor Wut kräuseln, signalisiert: »Haltung, mein liebes Kind«?

Wahrscheinlich nahm ich meine Traurigkeit über Barbara Prammers Ungustl mit in die Nacht, denn ich träumte den Albtraum aller Schauspieler: Der Vorhang öffnet sich und kein Mensch sitzt im Zuschauerraum. Im Traum gebe ich eine Vorstellung im »Hohen Haus« vor leerem Haus! Nur ein Gemeindebediensteter schlurft durch die Sitzreihen und sammelt meine Programmhefte ein.

Als ich aufwachte, dachte ich nur: »So 'n Quatsch!«, und ging in die Küche, um mir einen Tee aufzubrühen. Gewohnheitsmäßig drehe ich das Radio an und mir stockte der Atem: Der Nachrichtensprecher verkündete, dass die Präsidentin des Nationalrates ihrem Krebsleiden erlegen sei. Barbara Prammer hatte vergeblich gekämpft.

Tausende Menschen trauerten um die bei Freund und Feind wegen ihrer Integrität hochgeschätzten Politikerin. Da Wien ein Sieb ist, wo alles durchsickert, munkelte man etwas von Bauchspeicheldrüsenkrebs.

Bekanntlich erfahren wir im Fernsehen immer nur das, was wir erfahren dürfen. Zur besten Sendezeit wurde der Star-Chirurg von Star-Moderator Armin Wolf interviewt. Hunderttausende Zuschauer, vor allem die von einem Ungustl Betroffenen, erwarteten ein paar Sätze, in denen die menschlich-männliche Anteilnahme durch den weißen Kittel der Koryphäe hindurchschimmert, aber stattdessen hörten wir einen Lehrvortrag über die Fortschritte in der Krebsforschung. Mit keinem Wort nahm der berühmte Onkologe Bezug zum Tod seiner Patientin.

»Schmecks!«, sagt man kurz und bündig in Wien, wenn man etwas schlucken soll, ohne Widerrede.

Apropos »Sieb« … wie aus TV-Redaktionen durchsickerte, war der berühmte Arzt nur dann zu einem Interview bereit, wenn keine Fragen zum Tod der Präsidentin gestellt würden.

HALTUNG, MEIN LIEBES KIND

Im Gehen nachzudenken ist meine Angewohnheit. Ich spazierte durch den geliebten 2. Bezirk, die Wiener Leopoldstadt, auch Mazzesinsel* genannt wegen der zahlreichen frommen Juden, die hier leben. Plötzlich stand ich vor dem Krankenhaus der Barmherzigen Brüder. Mal sehen, ob die von Dr. Geley hochgelobte Kapazität im Haus ist … War sie natürlich nicht. Der freundliche Portier verriet mir, dass der Herr Primarius im Urlaub sei.

»Und seine Vertretung?«, wollte ich wissen. »Das ist Oberarzt Dr. Wamser, aber der hat Nachtdienst. Vielleicht erreichen Sie ihn morgen um sieben Uhr in der früh.«

Na, das war doch schon mal was …

Um sieben Uhr rief ich Dr. Wamser an. Der war sichtlich überrascht über meinen frühen Anruf. Ich bekam sofort einen Termin. Na ja, Überraschung? Er wusste nicht, dass ich Frühaufsteherin bin.

Nach dem Termin erfolgte die sofortige Einweisung zur Computertomografie – nüchtern, versteht

---

* Hebräisch, Jiddisch von Matzah: für ungesäuertes Brot

Barbara Prammer. Mit Anstand gelebt und gestorben.

sich. Seltsam, ich hatte ihm doch meine CD mit der Tomografie vom LKH in Bad Ischl übergeben. Warum schon wieder in die Röhre? Misstrauen unter den »Göttern in Weiß« oder: »Was kann Wien besser als Bad Ischl?«

Der Behandlungsraum wirkte wie ein Bildausschnitt aus einem Science-Fiction-Film. Gelbe und grüne Lichter blinken. Große Metallskulpturen an der Decke und an den Wänden. Und in der Mitte die berühmte Röhre. Davor eine schmale Liege, die in den Metallsarg fährt. Man bekommt Kopfhörer, damit das Knirschen und Hämmern gedämpft wird, während der Deckel Zentimeter für Zentimeter den Körper abtastet. Trotzdem ist der Lärm unerträglich. Heavy Metal klingt dagegen direkt melodisch.

Ich schließe die Augen und konzentriere mich auf meinen Atem. Vier Herzschläge einatmen, vier Herzschläge lang die Luft anhalten und acht ausatmen.

6. Lektion:
EIN MANTRA: MEIN ORGANISMUS BESIEGT AUS EIGENER KRAFT DEN EINGEDRUNGENEN FEIND!
ICH WERDE GESUND UND DIE GESUNDHEIT IST VON DAUER!

Dr. Wamser erklärte, dass ich mit der neuen CD ins Wiener Allgemeine Krankenhaus gehen müsse zu Herrn Oberarzt Dr. Rainer Schmid. Bei ihm sei ich »in besten Händen«.

Das AKH ist zweifellos eine der größten und mit den neuesten medizinischen Raffinessen ausgestatteten Bettenburgen. Aber es ist ein *Kranken*haus, kein *Gesundungs*haus. Keine Fenster, endlose Gänge, Air-Condition-Mief und Hunderte von herumeilenden guten Geistern in Weiß. Die Zeitungen schreiben, dass es im AKH 1400 Ärzte gibt. Wie viele Assistenten und Schwestern hier Dienst tun, wird nicht gesagt. Es müssen mehrere Tausend sein. Dazwischen mit Blumen bewaffnete Besucher. Gesunde und Kranke schleppen sich von einem Lift zum anderen. Lifte, die in Blau, Rot und Grün die Richtung erleichtern sollen. Zahlreiche Hinweisschilder verwirren mich. Ich muss auf die »Leitstelle Ebene 3 – Lift Blau, Strahlentherapie«. Okay, aber wieso Ebene, wenn man den Lift oder die Rolltreppe nach oben benutzen muss? Die einzelnen Ebenen werden im Lift von einer Frauenstimme angesagt. Offensichtlich hatte das AKH, das Milliarden gekostet hat und Millionen kostet, kein Budget für eine professionelle Sprecherinnengage. Ich bin von der Diktion der Piepsstimme so fasziniert, dass ich das Aussteigen vergesse, denn aus dem

Lautsprecher tönt: »Ebene Einz! Ebene Schechs! Ebene Schiben! Hauptauzgang!« Ich vermute, dass das Engagement der Sprecherin mit dem reizvollen Zungenschlag durch Vitamin B zustande kam.

Frauen mit Kopftuch schauen mich hilfesuchend an, ich schaue ebenso zurück. Endlich finde ich den Wegweiser: Ebene 3 – Auzgang (Pardon, Ausgang). Super – ich stehe vor der Kinderstation.

Vor lauter Schildern sieht man den Weg nicht mehr. Ein Krankenpfleger schiebt ein Bett über den Kiesweg und murmelt: »Ich nix wissen …« Ich leider auch nicht, denke ich und setze mich wütend auf eine Bank. Eine Krankenschwester setzt sich zu mir und zündet sich eine Zigarette an. Sie kennt den richtigen Weg. Jetzt verstehe ich erst den Satz: »Der Weg ist das Ziel!«

»Uff, geschafft!« Ebene 3 – Wartezone Strahlentherapie.

Wie der Name signalisiert, muss man in der Wartezone warten. Ich setze mich an einen kleinen Resopaltisch und sehe mir die Gesichter der Männer und Frauen an. Ihr Ausdruck ist hilflos und voller Angst. Man sieht ihnen nicht an, welche Art von Ungustl sie in sich tragen. Ist es ein Prostata-, Brust- oder einer von diesen ganz gemeinen Ungustln wie meiner, von dem es heißt: unheilbar …? Ein Patient nach dem anderen wird aufgerufen. Nach circa fünfzehn Minuten kommt er oder sie wieder zurück. Vierzigjährige stützen sich auf ihren Partner, eine Großmutter mit Kopftuch auf die Enkelin, ein Bulle mit Tätowierungen schlurft wie ein gebrechlicher Elefant davon. Niemand grüßt oder dankt dem Arzt. In dieser Wartezone wartet man nicht auf freudige Nachrichten. Und doch muss es sie geben, denke ich. Einige Freunde und Kolleginnen haben es geschafft, sie konnten sich von ihrem Ungustl befreien.

Endlich werde ich aufgerufen.

Vom 8. August bis 9. September haben mir fünf ehrenwerte Spezialisten mitgeteilt, wo meine Ungustl ihr Unwesen treiben und was auf mich zukommt. Dr. Schmid wiederholt, was mir bereits gesagt wurde, im Detail:

1. Arbeitsgang: Strahlentherapie, in Verbindung mit einer Chemotherapie.

2. Arbeitsgang – falls der Ungustl nicht reagiert: Operation!

Das bedeutet: zweiter Darmausgang.

»Und was ist mit dem ersten Darmausgang?«, frage ich ängstlich.

»Den gibt es dann nicht mehr«, erklärt Dr. Schmid mit der Ruhe eines Dorfpfarrers. Am Bauch werde ein kleines Säckchen montiert, in welchem sich der Kot sammelt. Man habe jetzt schon ausgezeichnete, geruchlose Vorkehrungen für diese Prozedur.

Haltung, mein liebes Kind, denke ich und rechne in Gedanken meine gesammelten Schlaftabletten zusammen.

Eine Woche später werde ich wieder bestellt zur (Überraschung!) Computertomografie. Die wievielte? Ich zähle nicht mehr.

Wieder nüchtern und wieder einen Liter Irgendwas …

MAZEL TOV

Die Strahlentherapie wird akkurat vorbereitet und sogar grafisch verschönert. Auf meinen Bauch malt eine Krankenschwester mit Rotstift senkrechte und waagerechte Linien und Kreuze. Dann erklärt sie mir nachdrücklich, dass die Markierungen nicht mit Seife abgewaschen werden dürfen. Die Strahlentherapie müsse »punktgenau« treffen, sonst schade sie mehr, als sie nütze, erklärt sie warnend.

Ich denke nur: Na, Mazel tov!* Wer immer das Gerät führt, hat hoffentlich eine ruhige Hand …

Eine Woche lang Ungewissheit, bis man beginnt, auf den Ungustl mit – ja, womit eigentlich? – zu schießen. Eine Woche Angst und Furcht. Niemand kann mir den Unterschied zwischen Angst und Furcht erklären. Ich fürchte die Ungewissheit. Es heißt aber: »Wo die Angst im Körper steckt, droht Gefahr.« Stimmt! Himmel – ich habe Angst.

Während dieser Zeit befinde ich mich in einer Gefühlssauna. Ich spaziere entlang der Donau, denn das

---

* Hebräisch: »Guter Stern« gleichbedeutend mit »Viel Glück«

Joggen fällt mir schwer, und ich wundere mich über mich selbst. Diese Antriebslosigkeit, dieses ständige Ziehen in der Beckengegend und dieser innerliche Abstand zu allem, was mich sonst interessiert oder aufgeregt hat.

Ich bin mir fremd geworden.

Stunden zuversichtlicher Stimmung wechseln ab mit Gedanken über die sicherste und leichteste Art, diesem Leben Adieu zu sagen. Alle Kollegen fallen mir ein, die den Freitod gesucht haben.*

An der kleinen Mole, dort, wo Schwäne brüten und manchmal ein Biber auftaucht, ist mein Meditationsplatz. Hier sitze ich gerne. Während ich mich sonst sofort in meinen Yogasitz hockte, setze ich mich nun in Zeitlupe auf meinen Allerwertesten, um dem stechenden Schmerz des Ungustl zu entgehen. Geschafft! Ich entspanne mich und führe meinen Atem ruhig in den Bauch. Ein Schwanenpaar gleitet heran. Wir kennen uns. Als Mütterchen Schwan im Frühjahr an einer verborgenen Stelle am Ufer der Mole brütete, versorgte ich sie regelmäßig mit Brot. Väterchen Schwan wurde so zutraulich, dass er das Brot aus meiner Hand nahm. Nach Wochen saß

---

* Nachzulesen in meiner Biografie »Lauter liebe Leute. Ein dicker Brief an mein Publikum!«, Edition DoDo, Berlin 2013

ich wieder einmal still, mit einigen Metern Abstand, in der Nähe der Brutstelle. Da hob Mütterchen Schwan langsam einen Flügel und zeigte mir darunter ein graues, puscheliges Etwas. Neues Leben! Wie schön!

Auf der Donau fahren viele Schnellboote. Die Attraktion ist der Meteor. Das Schnellboot, das in nur zwanzig Minuten die Touristen von Wien nach Bratislava bringt, schreckt mich aus meinen Gedanken. Der Motor knattert, zischt und meterhohe Wasserfontänen schrecken Möwen und Enten auf.

Die wunderbare Stille des Flusses wird durch das Wunder der Technik zerstört.

Am Abend gebe ich eine Lesung aus meinem Buch »Lauter liebe Leute« in der Buchhandlung Morawa in Wien. Der Veranstalter, Herr Gerger-Krejci, hat alles publikumswirksam vorbereitet. Neben dem Büchertisch, der zum Kauf meiner Werke anregen soll, stehen Platten mit kleinen Snacks und Vanillekipferl, Kaffee und Tee und, wie in Wien unvermeidlich, der Grüne Veltliner. Ich befürchte, dass all das mehr Abnehmer finden wird als meine gedruckten Erzählungen. Der Saal füllt sich. Wangenbussis! Blumen! Komplimente: »Du siehst wunderbar aus!« Und ich denke mir: Es dauert auch jeden Tag länger …

Doch dann erlebe ich, während ich vortrage, das Wunder, dass kein Ungustl, keine Mattigkeit, absolut keine Beschwerden spürbar sind.

7. Lektion:
Wenn man seine Aufmerksamkeit schärft, entwickelt der Körper – oder die Seele? – besondere Kräfte.

Bei Friedrich von Schiller heißt es: »Hier sind die starken Wurzeln deiner Kraft!« Wo sind diese Wurzeln? Was sind besondere Kräfte? Wie mobilisiert man sie? Woher nimmt man die Kraft, wenn man sich kraftlos fühlt? Wenn schwarze Gedanken signalisieren: »Is ja eh alles wurscht!«

Soll man alle Vorstellungen, Lesungen, Einladungen absagen? Warum nicht? Opernsänger tun es bereits, wenn sie einen kleinen Frosch in der Kehle verspüren. Ich habe nie abgesagt.

Fieber? »The show must go on!«

Seelisches Leid? »Haltung, mein liebes Kind!«

Ich werde also auftreten!

»Ich werde auftreten«, sage ich zu Oberarzt Schmid mit Bestimmtheit. Er scheint keineswegs überrascht, sondern liest weiter im Konvolut meiner Krankenge-

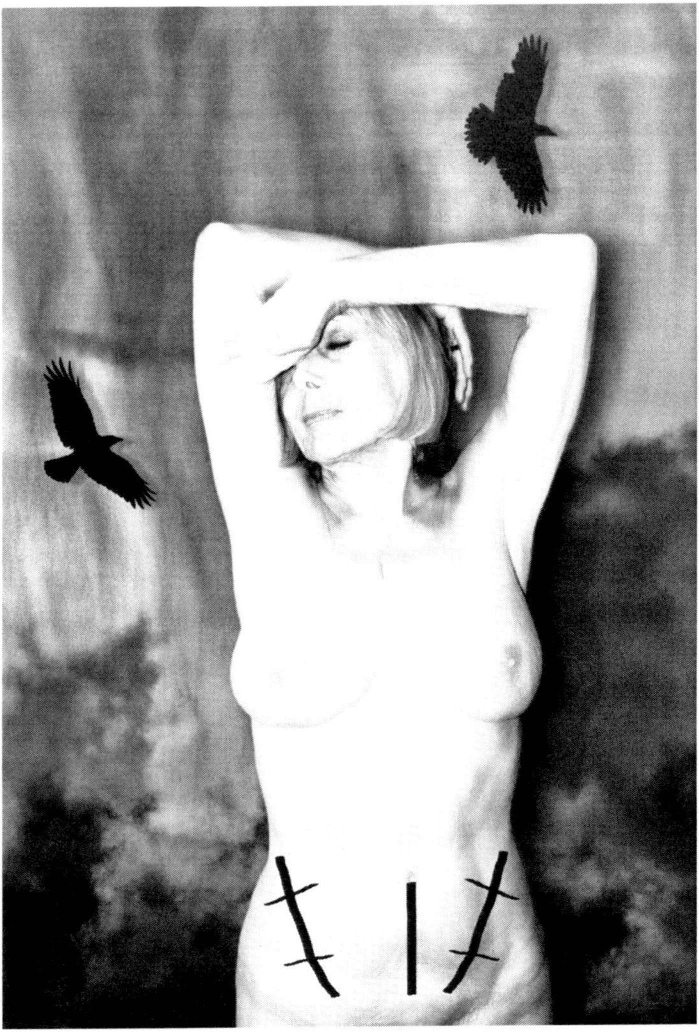

Wir können nicht sicher sein, dass wir keine Chance mehr haben,
bis wir nicht alles versucht haben.
Professor Barnard

schichte und sagt trocken: »Dann werden wir die Bestrahlungen und die Chemotherapie zwei Tage vor Ihrer Abreise unterbrechen …«

Ich freue mich, denn die alljährlichen Auftritte bei der Erich-Kästner-Theaterwoche in Oberschwarzach bedeuten mir sehr viel.

Und ich schwöre mir: Niemand wird etwas bemerken.

Es folgen Infusionen, Blutabnahmen, Untersuchungen und jeden Morgen um halb neun die Bestrahlungen. Morgens drei und abends zwei Tabletten der Chemotherapie. Netterweise hat man mir verraten, dass der kleine Ungustl am Ende des Anus besonders tückisch sei. Keine Neuigkeit, denn ich spüre ihn immer. Egal ob ein Stuhl gepolstert oder hart ist, bei jedem Niedersetzen versetzt er mir einen brennenden Stich. Ich trickse ihn aus und lasse mich elegant auf der linken Popobacke nieder, um dann langsam in die richtige Sitzposition abzurollen. Niemand bemerkt etwas.

Der große Ungustl reagiert auf die Bestrahlungen besonders gereizt. Die Haut zwischen den Beinen ist verbrannt und feuerrot. Ich liebe Chili, aber nicht als flüssiges Pipi. Ich lasse die Apotheke ein Vermögen an entsprechenden schützenden und heilenden Sal-

ben verdienen. Sinnlos! Erst die gute alte Nivea*
schafft kühlende Erleichterung.

Die ersten Tage ohne Bestrahlung und Chemo sind ziemlich problemlos. Die Proben laufen gut. Stimme und körperliche Dynamik sind unverändert. Eingecremt und eingepackt wie ein Säugling, zusammengehalten von festen Jeans, bemerkt niemand etwas. Ob die Hersteller der fabelhaften, straffenden Bodys wissen, dass sie auch den zahlreichen Frauen mit Darm- und Blasenproblemen einen guten Dienst erwiesen haben?

»… doch wie's da drin aussieht, geht niemand was an!«, singt man in »Das Land des Lächelns« … drinnen in meinen Eingeweiden sammelten sich kleine Bergwerke an Exkrementen, die nicht zurückgehalten werden können.

Deswegen habe ich mir inzwischen einen »Fahrplan« für bevorstehende Aktivitäten zurechtgelegt. Vier bis fünf Stunden vor einer Vorstellung die letzte Mahlzeit. Ebenso vor einer längeren Autofahrt. In der Tasche Ersatzbinden und eine große Flasche Wasser. So präpariert, setzte ich mich ins Auto und mache mich auf den Weg nach Deutschland, zur Erich-Kästner-Theaterwoche.

---

* Keine bezahlte Werbung!

Einige Stunden vergehen in absoluter Harmonie. Mit Gelassenheit spule ich die Autobahn mit ruhigen 130 km/h ab. Kein Stechen, kein Stuhldrang, keine Inkontinenz stört die Fahrt. Der harmonische Zustand wird lediglich von den Brummis gestört, die mit 82 km/h den, der 80 fährt, überholen. Möglichst, wenn es bergauf geht. Warum machen die das? Und stimmt es, dass Lkws nicht mehr auf die äußere Spur wechseln dürfen? Dann werden sie drängeln, weil der Fernfahrer aus Kasachstan dem aus Budapest zeigen will, was er draufhat. Wie im richtigen Leben!

Ich entscheide mich, in Passau zu übernachten. Das gediegene Hotel Atrium liegt nicht in der Stadtmitte und hat eine Garage. Der Kofferraum, vollgeräumt mit Kostümen, CDs und Büchern, ist also gut gesichert. Aber das Wichtigste: Das Badezimmer ist nur drei Schritte vom Bett entfernt. Nach der ungestörten Fahrt genehmige ich mir im urigen Bräukeller ein hausgebrautes Bier und eine hervorragende Kalbsleber, getreu der Mahnung meines Arztes: »Sie dürfen nicht noch mehr abnehmen!« (Inzwischen habe ich schon sechs Kilo verloren.)

Beim Einschlafen denke ich noch, wie gut es tut, wenn man den Einflüssen der Chemo- und Strahlentherapie einfach entflieht.

8. Lektion:
AUCH BEI EINER SCHWEREN KRANKHEIT ERLEBT MAN GLÜCKLICHE MOMENTE.

Ich erwache durch starken Stuhldrang und torkele ins Bad.

Was ist das? Ich friere! Das ist kein Durchfall, das ist ein Tsunami meiner Eingeweide. Schlammige Sturzbäche entladen sich. Ich zittere am ganzen Körper! Tauche Handtücher in heißes Wasser. Reinige mich, schleiche zurück ins Bett und suche den Lichtschalter. Himmel, warum gibt es in Hotels bei den Betten immer nur komplizierte Schalter. Ich lasse brennen, was brennt, und schlafe erschöpft ein. War es nach einer Stunde oder zweien? Schon wieder weckt mich der bestimmte Drang. Ich springe aus dem Bett, aus Sorge, etwas zu beschmutzen. Und dann … nichts … ich höre nur: »Bums!«

Als ich zu mir komme, liege ich vor der Badezimmertür. Mein Nachthemd ist blutverschmiert. Langsam, sehr langsam richte ich mich auf. Glück im Unglück, nur ein Fingernagel ist abgebrochen. Muskeln und Gelenke, regelmäßig im Fitnessstudio trainiert, haben den Sturz abgefedert. Ich beginne schon wieder mit der gründlichen Reinigung und dem Auspacken und Einpacken der vorsorglich in großer Zahl mitgenommenen Verpackungsmaterialien. Weich – saugfähig – sicher!

Manchmal schickt das Gehirn auch in verzweifelten Situationen erheiternde Signale. Mir kommt der nette Silvestersketch von »Dinner for one« in den Sinn: »… the same procedure as every year, Madam?«

Also dann: Gute Nacht, Madam!

Am nächsten Morgen ist alles anders. Ich fühle mich ausgeruht und schmerzfrei. Mir ist, als hätten die körperlichen Erschütterungen in der Nacht einen Umsturz bewirkt. Als wären mit dem Tsunami alle chemischen Gifte ausgeschieden worden.

Doch der Mensch denkt und der Ungustl lenkt. Beim Einsteigen ins Auto signalisiert er stechend: »Hallo, ich bin noch da!«

Und ich antworte: »Ich habe nichts anderes erwartet.«

Bei der nächsten Tankstelle kaufe ich eine große Tafel Schokolade, denn es heißt ja, dass Schokolade stopfe. Mein Arzt-Guru hatte mir zwar Tabletten gegen Schmerzen mitgegeben, die ich aber nicht genommen habe, weil ich meinen Eingeweiden so wenig Chemie wie eben möglich zumuten möchte. Gut so! Von Passau bis Bamberg fahre ich ruhig und konzentriert, wobei ich das süße Zeug Riegel für Riegel in mich hineinstopfe. Ich weiß nicht, ob es stopft, ich weiß nur, dass ich in den nächsten Monaten keine Schokolade mehr sehen kann.

9. LEKTION:
WER SPRICHT VON SIEGEN? ÜBERSTEHEN IST ALLES!

Gerne würde ich alles überstehen, aber zunächst muss ich alles durchstehen …

Und wenn ich alles durchstehe, wird es mir dann nicht so ergehen wie dem Mann, der vor dem Löwen flieht?

Dieser rennt in Todesangst vor dem Löwen davon und er erreicht sein Haus.

Dort lehnt er sich erschöpft an die Hauswand und wird von einer Giftschlange gebissen.

Unzählige Kranke lassen alles über sich ergehen und können es dennoch nicht durch- und überstehen.

Ich bewundere die Wissenschaftler, die sich mit nichts anderem beschäftigen als mit der Suche nach einem Allheilmittel für Krebs. Sie sollten in höchstem Maße gefördert und unterstützt werden.

Eine fragwürdige Unterstützung war allerdings »Puzzle for Life«, eine Aktion der Krebshilfe. Die Aktion erregte Kranke und Gesunde.

Die Krebshilfe wird in Österreich mit jährlich fünfhunderttausend Euro unterstützt. Um einen großen Sponsorenkreis zu gewinnen, gestaltete der berühmte Fotograf Manfred Baumann ein Bild, das in 1350 virtuelle Teile zerlegt werden kann.*

Jeder konnte, sollte oder hatte ein Stück vom Puzzle für zweihundert Euro erstanden.

Die Medien riefen zum Aufstand auf. Manche sprachen von Abzocke. Es ist nicht bekannt, ob der Fotograf sein nicht unbeträchtliches Honorar der Krebshilfe spendete.

Meine Einstellung wird klarer, aber nicht glücklicher, je mehr ich über meine Krankheit lese. Aus den Zeitungen purzeln mir immer wieder die Worte »Mut, Selbstgewissheit, positiv denken!« entgegen. Ich sitze schon wieder auf dem Klo und denke: »Noch hab' ich euer Geschwätz vor mir …«

Ich hatte also die Ehre, mit meinem Programm »Jüdische Brillanten« die Abschluss-Gala der Erich-Kästner-Festwoche zu bestreiten. Für den Auftritt

---

* © Der Standard

wählte ich eine cremefarbene Marlene-Dietrich-Hose und eine cremefarbene Seidenbluse. Einfach, aber edel im Material. Goldener Gürtel und goldene Pumps, als Eyecatcher für die Scheinwerfer. Natürlich würden die Scheinwerfer auch jede noch so winzige Verfärbung an der Hose erbarmungslos ins Rampenlicht bringen, also ... »the same procedure ...«

Meine One-woman-Show, hundert Minuten en suite, wie immer feurig-schmissig begleitet von Béla Fischer (auch er wusste nichts vom Ungustl), brachte uns die sofortige Einladung für das Kästner-Fest im darauffolgenden Jahr.

Ich lächelte geschmeichelt und dachte mir: Die Leute glauben, man lebe ewig ...*

Es folgte eine glückliche, erfolgreiche Woche, in der ich arbeiten durfte. Arbeiten heißt atmen – singen – leben! Mit Fröhlichkeit lauter liebe Leute begrüßen, gute Gespräche führen, welche Gnade!

Erfolg! Applaus! Wunderbar! Der Adrenalinspiegel steigt über die Grenzmarke. Aber ist das wirklich das Bestimmende? Es befriedigt, zweifellos, es hebt die

* Zum vierzigsten Todestag von Erich Kästner brachte ich »Die Zunge der Kultur reicht weit!«. Eine beglückende Arbeit.

Stimmung, gewiss, aber man stellt erleichtert fest, dass der Blick für das Wesentliche klarer wird. Und das bedeutet: Der Ungustl darf nicht mein Leben bestimmen!

MUT, SELBSTGEWISSHEIT, POSITIV DENKEN

Mein Appetit kommt langsam wieder. Ich esse gerne und ich esse gerne gewürzt. Jetzt wiege ich nur noch zweiundfünfzig Kilo, sechs Kilo haben mich inzwischen verlassen, die sollte ich wieder anfuttern. Doch leider gelingt es nicht. Es ist, als würde der Ungustl mitfressen und alles, was oben hineingestopft wird, nach zwei bis drei Stunden unten wieder abstoßen. Ich will ihn überlisten. Vielleicht Kartoffeln? Ich liebe Kartoffeln! Gekocht mit Butter und Salz, als Rösti oder Hamburger Bratkartoffeln, nur keine Pommes. Das Resultat befriedigt weder mich noch den Ungustl.

Nicht alles, was man liebt, bleibt einem gleich lieb.

In schmerzfreien Situationen vergisst man leicht, dass es bald schon wieder anders sein kann. Bald nach meinem Auftritt meldete er sich wieder. Der Ungustl! Er sticht, die Scheidenhaut ist verbrannt, im Becken zieht ein ständiger Schmerz und bereitet einen kleinen Tsunami vor. Trotzdem konnte ich glücklich sein, weil meine Tochter Sandra und ihr Mann Roger Stein mit ihrem Programm das Publikum beim Erich-Kästner-Festival begeisterten. Bei der Premierenfeier treffen mich ihre besorgten Blicke, denn nur sie waren eingeweiht. Ich zwinkere ihnen zu: »Alles okay«, ich lächle und praktiziere weiterhin die Verschweigemethode.

Es geht weiter nach Berlin! Glückliche Tage! Verwöhnt von Publikum und dem österreichischen Botschafter Dr. Ralph Scheide, der lauter liebe Leute ins österreichische Kulturforum lockte. Erinnerung an den netten Grauhaarigen, der mir nach der Vorstellung sagte: »Det macht Ihnen Keene nach!«

Davon bin ich überzeugt, denke ich und halte bereits Ausschau nach dem nächsten Klo.

Zurück nach Wien! Warum gibt es auf Flughäfen weniger Toiletten als Boutiquen? Wissen die Verantwortlichen nicht, dass die Entladungssucht stärker sein kann als jede Kauflust? Sturm ist angesagt und alle Flüge abgesagt. Sieben Stunden Wartezeit. Ich verbringe sie damit, zwischen Boutiquen und WCs zu pendeln. Endlich startet eine Fluglinie, die dafür bekannt ist, dass alle Sitze das Gefühl von Zwangsjacken vermitteln. Aber Glück im Unglück: Der kurze Flug von Berlin nach Wien gelingt, ohne dass ich meinen Sitz in der überfüllten Maschine verlassen muss.

Ich lese, dass ein Institut bei einer fünfundvierzig Minuten dauernden Kernspintomografie zehnmal so

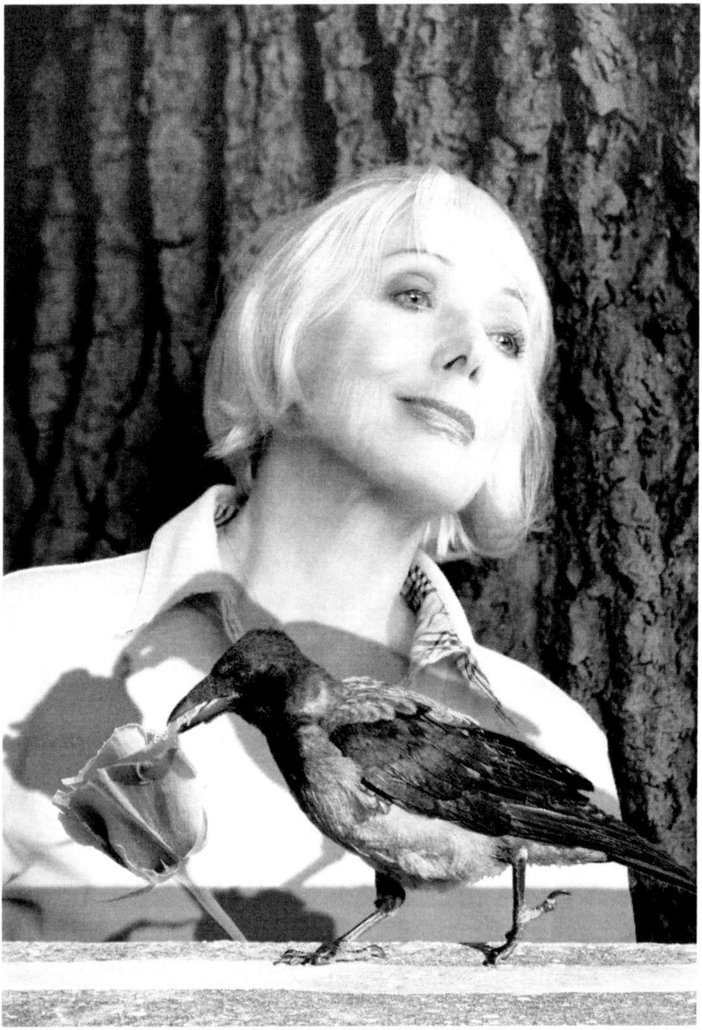

Die Freude, wenn man etwas gut gemacht hat, schenkt Glücksgefühle.

viel verdient wie ein Arzt mit einem ebenso langen Gespräch. Aha! Die Technik beherrscht den Arzt und nicht umgekehrt. Ich beginne zu zweifeln, ob alles, was heutzutage technisch machbar ist, auch wirklich sinnvoll ist. Und wenn nicht, sind dann die Alternativmethoden auch sinnlos?

Wer einen Ungustl mitschleppt, hat eine schwere Krankheit, der ganze Körper, die Gefühle, ja – schimpfen Sie mich sentimental – auch die Seele wird in Mitleidenschaft gezogen.

Meine Frohnatur verabschiedet sich und ich werde sehr traurig.

Die körperlichen Reaktionen während der Chemo- und Bestrahlungspause und der Tsunamis während der Tournee habe ich im Telegrammstil notiert. Vielleicht interessiert es meinen Arzt? Vielleicht gibt es ihm hilfreiche Ideen für meine Behandlung, denn meine Vorstellungen gehen weiter. Ist er vielleicht sogar überrascht, dass ein Ungustl während der Bühnenauftritte auf Tauchstation geht? Ist er neugierig, wie und wieso ich ohnmächtig wurde? Sorgt er sich vielleicht ein wenig, dass es wieder passieren könnte?

Nein, er legte das Blatt kommentarlos zur Seite und verfrachtete mich in die Röhre. Wohin sonst?

Die Anordnungen sind wie immer militärisch kurz und präzise. Allen Schmuck ablegen, Jeans und Slip runter, Schuhe ausziehen, niederlegen!

Beim Hinausgehen sehe ich unter den Wartenden in der Wartezone nur Männer. Prostatakrebs, vermute ich.

Im AKH geht es zu wie bei McDonald's: Ein Fleisch nach dem anderen kommt in die Röhre.

Dann beginnt die zweite »Tranche« der Krebsbehandlung. Ich schäme mich nicht mehr bei der Entblößung für die Injektionen. Ich notiere alles, damit ich nichts vergesse. Ein wenig verschwinden die Ängste und die Ereignisse werden klarer.

Klar ist mir vor allem, dass sicherlich jeder Ungustl bei jedem Menschen seine eigenen, quälenden Signale setzt. Täglich säubere ich argwöhnisch die Haarbürste.

Bisher wieder Glück im Unglück, ich verliere kaum Haare. Die gefürchtete Glatze hat bei mir den Venushügel erreicht. Kein Problem, da doch heutzutage das Rasieren im Intimbereich Mode ist.

Und wer schaut mich schon an?

Mein Mann!

Ich komme aus dem Bad und er sagt: »Du bist immer noch eine sehr schöne Frau!«

Ich lache und umarme ihn mit Tränen in den Augen.

Bühnenstücke, Filme, TV-Sendungen, alle haben neuerdings das Thema »Liebe im Alter« auf ihr Banner geschrieben. Die wenigen, die ich sah, triefen vor Unkenntnis von Beziehungen alter Paare. Wahrscheinlich wurden sie von Autoren oder Autorinnen geschrieben, die das Alter und die damit verbundenen Beschwerden noch nicht kennengelernt haben, die niemals Paare erlebt haben, die sich gegenseitig Misserfolg oder sogar den Tod wünschen. Die Höflichkeit verbietet es, dass ich an dieser Stelle die Namen berühmter Schauspielerpaare erwähne, aber es ist so.

Ich muss Carlos öfter danken und ihm sagen, wie sehr ich ihn liebe.

10. Lektion: ACHTET DARAUF, DASS DER GELIEBTE MENSCH AUCH DER BESTE FREUND IN EUREM LEBEN IST.

Hilflos und hoffnungsvoll lässt man Bestrahlungen und Chemotherapie über sich ergehen. Doch der

Körper wehrt sich. Seltsame Begleiterscheinungen zeigen den Willen, die Gifte aus dem Körper auszustoßen, an. Ich bin erstaunt über Veränderungen, die ich nie zuvor erlebt habe Die Körperhaut sieht aus wie eine zerknüllte Zeitung. Ich verwende literweise hautstraffende Bodylotion, um zu erkennen: »Die Hoffnung stirbt zuletzt«, nämlich dann, wenn man sein Geld sinnlos investiert hat. Meine Freundin Ingrid schickt mir das Foto eines alten Baumes und schreibt dazu: »Ist er nicht wunderschön?«

Meine Zehen- und Fingernagelbetten leuchten dunkelviolett. Die Haut an den Fersen schält sich wie eine Pellkartoffel. Das alles kommt plötzlich, schmerzfrei und ist optisch erschreckend.

»Was kommt als Nächstes?«, frage ich und versuche, mit Nagellack und Hautcreme zu kaschieren, was man kaschieren könnte – es ist sinnlos!

Im klugen Buch der Krebshilfe steht: »Befassen Sie sich mit den möglichen Nebenwirkungen und befragen Sie Ihren Arzt darüber.«

Lakonische Arzt-Antwort: »Bei jedem äußern sich die Nebenwirkungen anders. Sie haben eben bis jetzt noch Glück gehabt.«

Wenig getröstet, aber dankbar, weil ich bislang von Haarausfall, Schwindel (außer der Ohnmacht) und

Übelkeit verschont geblieben bin, verabschiede ich mich von meinem Guru.

Mir fällt Friedrich Torberg ein, der seine Tante Jolesch sagen ließ: »Gott schütze uns vor allem, was noch a Glück is!«

UNVERHOFFT KOMMT OFT!

Manchmal gleichen tragische Ereignisse Bühnendramen. Die Hauptdarstellerin monologisiert über ihre unheilbare Krankheit. Ihr Ehemann tritt auf. Das Gesicht des Mimen ist weiß geschminkt, sein Schritt unsicher und seine Mimik bekümmert.

Sie: »Liebster, was ist passiert?«

Er: »Die Kloschüssel ist voller Blut«, murmelt er und lässt sich in einen Sessel fallen.

Es war kein Bühnendrama, das man als unerträglich abtun würde. Das Leben spielt härtere Szenen. Der unbarmherzige Röntgenbefund zeigte es: Mein Mann hatte einen Tumor in der Blase und musste sofort operiert werden.

Eine Woche lang wurde Blut getestet, röntgenisiert, medikamentiert und vor allem lamentiert. Bei der Arztvisite erklärte mir der Internist, begleitet vom ergebenen Nicken seiner Gefolgsleute, dass man mit vierundachtzig nicht unbedingt operiert werden müsste. Er verstummte, als der Chirurg – mit noch mehr Anhang – das Krankenzimmer betrat. Dieser erklärte befehlshaberisch, dass bei einem starken Raucher wie dem Herrn Kommerzialrat, dessen Herz und Lunge in schlechtem Zustand seien, eine Narkose unmöglich sei. Er werde einen Kreuzstich machen. Das Internisten-Ensemble verließ stumm das Krankenzimmer.

Diese Szene wiederholte sich täglich und ich kam mir vor wie in einer Fernsehserie, bei der ich die Hauptdarstellerin war, denn die Ärzte sahen immer mich stumm an. Ich fragte den Mann mit dem geschwinden Messer in der Hosentasche: »Ist der Tumor bösartig?«

Ein vernichtender Blick traf mich.

»Es gibt *nur* bösartige Tumore – also – sagen Sie mir baldmöglichst Bescheid, damit ich ihn kurzfristig eintragen kann …«

Obwohl mir leicht »die Kröte aus dem Mund springt«, antwortete ich ruhig: »Mein Mann wird es selbst entscheiden.«

11. Lektion:
ENTSCHEIDE NACH DEINEM GEFÜHL, NICHT NACH DEM, WAS DU GLAUBST ODER MEINST!

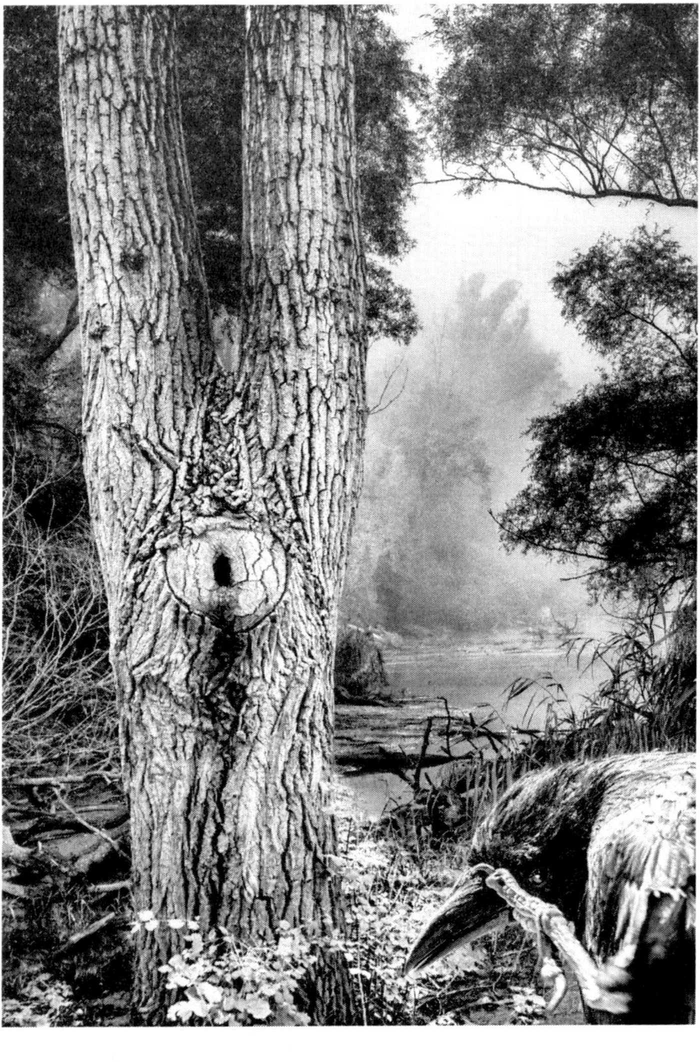

Vor Ziegenbock und Käferzahn soll man die Bäumchen wahren.
Goethe

Mein Mann, zeitlebens ein Mensch der schnellen Entscheidungen, sagte: »Operation! So schnell wie möglich, ich will endlich nach Hause!«

Die Operation gelang und mein Mann war, wenn auch schwach, sehr zuversichtlich. Unglaublich geduldig ließ er Katheter und Infusionen über sich ergehen.

Er rührte mich, indem er sich mehr um mich sorgte als um sich.

Das alte Zirkuspferd marschierte um acht Uhr früh zu den Krebs-Bestrahlungen ins AKH, dann ins Krankenhaus der Barmherzigen Brüder, um dort mit gespielt fröhlicher Kraft dem Frischoperierten Mut zu machen. Ein paar Ruhestunden, schminken, einsingen und auf den Auftritt konzentrieren. Die sorgfältigen Verpackungen waren bereits zur Routine geworden.

In meinem Kopf kreiste nur der immer wiederkehrende Gedanke: Wir schaffen es schon …

Ich entscheide: Der Ungustl wird nicht mein Leben bestimmen.

Ich erkenne: Leiden ist ein Teil von jedem Menschenleben.

Ich beschließe: Ich kann unsere Situation nicht ändern, ich muss meine Einstellung dazu ändern und vor allem alles tun, um meinem Mann zu helfen.

Meine Tochter sagte einmal: »Dein Mann liebt dich so sehr, dass er den Teppich unter deinen Füßen ausbreitet …«

Schön gesagt und richtig beobachtet, denn ich ging über diesen Teppich, als wäre es eine Selbstverständlichkeit.

Jede Zuwendung von Carlos nahm ich mit einem Lächeln an.

Seine Liebe war eine Tatsache, an der ich nie zweifelte.

Und was tat ich? Mein Leben war zum größten Teil erfüllt von meinem Beruf … Carlos umsorgte mich und sorgte für alle praktischen Dinge des Lebens.

Unsere Streitereien bezogen sich manchmal auf sein übertriebenes Rauchen und mein Meckern auf dem Beifahrersitz, aber niemals sind wir verstimmt eingeschlafen.

Und plötzlich hatte dieses große liebevolle Herz keine körperliche Kraft mehr.

Sein Körper verfiel. Sein Appetit verging. Sein Interesse am Lesen (er las drei Tageszeitungen nach dem Frühstück) war vorbei.

Er – den ich als pingelig und kritisch bezeichnete – vergaß wichtige Termine, verwechselte Namen und Telefonnummern und sprach in der Nacht mit imaginären Personen.

Hilflos und angstvoll sah ich dem Verfall des geliebten Menschen zu. Der elegante Turnierreiter, der, begleitet von unseren beiden Jack Russell Terriern, immer die bewundernden Blicke der Weiblichkeit auf sich zog – er verlor Kilo um Kilo und ging gebeugt am Stock.

Niemals liebte ich ihn mehr als in seiner Hilflosigkeit.

Der Volksmund sagt: »Angst und Not währt bis zum Tod«, oder: »Not lehrt beten!«

Und in der Bibel steht: »Und ich sage euch: Bittet, so wird euch gegeben werden, suchet, so werdet ihr finden, klopfet an, so wird euch aufgetan werden! Denn jeder, der bittet, empfängt; und wer sucht, der findet; und wer anklopft, dem wird aufgetan werden.« [Lukas 11,9-10]

Ich bewundere Menschen, die so stark im Glauben sind, dass sich die Bibelworte bewahrheiten, denn der Glaube soll ja bekanntlich Berge versetzen.

Aber ist nicht auch Mutter Teresa an Krebs gestorben?

Mein Mann wurde nach Hause entlassen und bekam als Souvenir zwei Blasensteine mit, von denen man ihn netterweise, zusammen mit dem Tumor, befreit hatte. Ich wurde eingeschult und lernte, wie ich täglich acht (!) Medikamente und zwei Injektionen zu verabreichen hatte. Das alte Zirkuspferd avancierte zur Schwester Oberin. Von nun an wechselte ich nicht nur meine, sondern auch seine Verpackungen.

Wenn das Schicksal seinen Unglückssack über zwei Menschen gleichzeitig ausleert, dann mit gemeiner Brutalität. Wir wohnten im siebten Stock, standen einmal auf dem Balkon und starrten in die Tiefe.

»So einfach geht das«, sagte Carlos ernst und ich antwortete: »Dazu bin ich zu eitel. Stell dir vor, wir verlieren unterwegs unsere Verpackungen, das wäre sehr peinlich.« Er lachte. Wir gingen ins Zimmer und ich öffnete eine Flasche Champagner – bei unserem Medikamenten-Menü ein Wagnis, aber der köstliche Trank brachte unsere Sinne ins Gleichgewicht, ohne unsere Schritte aus dem Gleichgewicht zu bringen.

Weihnachten und Chanukka *(Weihnukka)* näherte sich und wir beschlossen, die Feiertage, abgeschottet von Einladungen und Besuchen, in völliger Ruhe zu zweit zu verbringen.

DER BESTE FREUND IN MEINEM LEBEN

Manchmal sage ich scherzhaft: »Je älter ich werde, desto jünger werden meine Verehrer!« Man möge mir diesen eitlen Ausspruch verzeihen, aber ich fühle mich unendlich wohl in der freundschaftlichen Verbundenheit mit meinen jungen Freundinnen und Freunden. Jung? Natürlich jung!? Oder gehören Vierzig- oder Fünfzigjährige bereits zum alten Eisen? Ihre Ansichten erstaunen mich oder reizen zum Widerspruch, aber langweilig ist es nie.

Der Jugendwahn in der Werbung, dem so viele glauben folgen zu müssen, lässt mich kopfschüttelnd zusehen.

Für mich sind zwei Freundschaften mit zwei ewig jungen Frauen eine Oase des Staunens und Lernens. Kammersängerin Prof. Dr. h. c. Hilde Zadek (fünfundneunzig) und Burgschauspielerin Gusti Wolf (vierundneunzig) sind exemplarische Beispiele für das, was man jetzt ein erfülltes Alter nennt. Beide sind durch alle Höhen und Tiefen, die der Bühnenberuf mit sich bringt, gegangen, dabei ist ihr Humor zum Glück nie auf der Strecke geblieben. Sie haben wertvolle Menschen verloren und schwierige Operationen verkraftet, aber sie haben durchgehalten nach dem Motto: »Was uns nicht umwirft, macht uns stark!«

Nur in einem einzigen Punkt habe ich beiden immer widersprochen, ja sogar laut gelacht, wenn es hieß: »Altersheim? Kommt nicht infrage! Lauter alte Leute!«

Wie klug handelten dagegen meine lieben und hochgeschätzten Kollegen Nadja Tiller und Walter Giller, als sie sich entschieden, in eine Seniorenresidenz zu ziehen! Sie gaben ihr schönes Schweizer Domizil auf und zogen (mit Hund) nach Hamburg. Sie fühlten sich dort wunderbar und gingen weiterhin problemlos ihrer Film- und Theaterarbeit nach. Als Walter von der Bühne und vom Leben Abschied nahm, wurde Nadja betreut und war versorgt.

Wien bleibt Wien. Das bedeutet, dass am Wochenende auch eine Katastrophenhilfe nur im äußersten Notfall erreichbar ist. Wenn ein Lift, der die Besucher in das Penthouse befördern soll, streikt, ist das noch lange kein Grund, »auszurücken«. Ich stand also damals mit meinem Mann im Parterre und dachte nach, wie ich einen Menschen mit Bronchialasthma und Herzproblemen hundertachtzig Treppenstufen in unsere Dachwohnung hieven könnte. Endlich rückte die Feuerwehr an. Gut so!

Ein eigenartiger Bums riss mich kurze Zeit später aus dem Schlaf. Warum passieren viele erschreckende Vorfälle immer in der Nacht? Mein Mann war aus dem Bett gefallen und schien bereits am Boden weiterzuschlafen. Ich versuchte, ihn aufzuheben, aber er hatte das Gewicht eines Elefanten. Ich rüttelte und schüttelte ihn und als er endlich zu sich kam, wusste er nicht, was geschehen war. Das war der Moment, in dem ich erkannte, dass es sinnlos ist, vor gewissen Tatsachen die Augen zu verschließen, sondern dass Entscheidungen zu treffen sind.

Am nächsten Tag stand mein Entschluss fest: Auch wir sollten in eine Seniorenresidenz umziehen. Carlos nahm meinen Vorschlag erstaunlich gelassen auf.

Seit vielen Jahren trete ich gerne in Altersheimen auf, denn die meisten verfügen über hübsche Aufführungsräume und ein Klavier. Ich genoss meine Vorstellungen im Augustinum in Deutschland, Parents' Home in Jerusalem oder Tel Aviv und im Maimonides-Zentrum in Wien. Diese Wohnheime für Senioren bieten ihren Bewohnern künstlerische Veranstaltungen und somit auch eine Begegnung mit ihren Bühnenlieblingen, weil sie diese, wegen ihres gesundheitlichen Zustandes, nicht mehr im Theater und auf der Bühne erleben können.

Ich liebe dieses Publikum (wenn auch die Hälfte halb blind und die andere Hälfte halb taub ist), denn es strömt eine Welle der Wärme und Freundlichkeit zur Bühne, die mich bereichert. Dort sitzen Personen im Zuschauerraum, von denen viele einmal *wer* waren und die alle ihr Leben bis zum Alter gemeistert haben. Chapeau!

Durch Zufall wurde im Maimonides-Zentrum eine Wohnung frei und wir entschlossen uns zum Glück vor unserer beider Krankheit, in dieses Multikultihaus zu ziehen. Grundlegende Entscheidungen, die das Leben im Alter verändern, darf man nur mit klarem Kopf und energischer, körperlicher Kraft angehen. Fremdbestimmung würde zum Albtraum eskalieren.

Täglich erkannten wir, wie wichtig es ist. Man muss rücksichtslos gegen sich selbst sein – beim Wegwerfen. Himmel! Wie viel Schmonzes* sammelt sich an! Zum Glück konnten wir unsere Möbel und Bücher mitnehmen und waren rundherum zufrieden. Carlos, der leidenschaftliche Koch, ließ sich

---

* Jiddisch, Hebräisch: Unsinn, unwichtige Sachen

eine kleine Küche einbauen, ein großer Balkon eröffnet den Blick in den Prater und ein »Fünfminutenweg« führt direkt zur Donau.

Einmal noch stellte sich mein Mann dann einer großen Herausforderung und diese Arbeit tat ihm gut. Es war, als würde die schwierige Aufgabe eines Wohnungswechsels ihm neue Kraft geben. Einmal noch zeigte er seine sensible Fähigkeit, antike Möbel und moderne Bilder in farblich abgestimmte Räume zu platzieren. Er durchschaute alle Handwerkertricks und war in seinem Element – wie in früheren Zeiten, als er mit sparsamen Mitteln entzückende Bühnenbilder kreierte.

Während dieser Zeit verbannte er mich an den Attersee und als ich alles begutachten durfte, floss bei mir das Tränenbrünnlein, denn das Wohnzimmer leuchtete in meinem geliebten Hellblau, das Arbeitszimmer in warmem Grün und das Schlafzimmer in Zartrosa. Es bedurfte keiner Eingewöhnung – wir waren angekommen.

Wie wichtig diese Entscheidung gewesen war, stellte sich erst heraus, als mein Mann aus dem Krankenhaus der Barmherzigen Brüder entlassen wurde.

Am Heiligen Abend klagte er über starke Schmerzen und ich brachte ihn wieder zurück ins Krankenhaus. Er wurde sofort aufgenommen und medizinisch versorgt.

»Ja klar«, ätzten gewisse Leute, »das ist dein Promi-Bonus!«

O nein! Das Spital der Barmherzigen Brüder, das ein großes Team von erstklassigen Ärzten und Mitarbeitern hat, wird seinem Namen gerecht. Ich habe einige Male erlebt, dass auch Fremde kostenlos behandelt wurden.

Am Stefanitag durfte ich Carlos wieder nach Hause bringen. Es folgten Tage, die ich als die berührendste Zeit in unserem fünfunddreißgjährigen Zusammensein bezeichnen möchte.

Wir waren beide krank – sehr krank – und dennoch dachte jeder nur an den anderen.

»Was macht der Ungustl?«, fragte Carlos täglich und ich log: »Er schläft …«

Mein Mann zwang sich mir zuliebe, etwas zu essen.

Wir machten uns beide etwas vor und wir wussten es.

12. Lektion:
EIN LIEBEVOLLES HERZ VERLEIHT GROSSE KRAFT!

Am Silvesterabend klagte Carlos über Müdigkeit und Kälte im ganzen Körper. Er legte sich zu Bett und ich brachte Wärmflasche und Decken.

Ein kurzer Anruf und sofort war eine Stationsschwester zur Stelle. Er nahm eine Beruhigungstablette und döste ein. Ich setzte mich in mein Arbeitszimmer, ließ die Tür zum Schlafzimmer offen und surfte von einem Fernsehkanal zum anderen. Auf jedem Sender wurde man mit gewollter Heiterkeit und Spaß versorgt: »Das Jahr geht zu Ende. Freunde, ihr habt euch gefälligst zu amüsieren.«

Und ich? Ich, die ich so gerne und schnell lache und gerne »Pointe vor Freundschaft« praktiziere, saß fassungslos vor dem aufgesetzten Getue der Unterhaltungsbranche.

Mein geliebter Kästner schreibt irgendwo:

»Es gibt Gefühle, auf die man seelisch nicht eingerichtet ist,
man hat sie, erschrickt aber, dass man sie hat.
Das sind die sogenannten gemischten Gefühle.
Sie machen uns ratlos, weil sie über unsere seelischen Verhältnisse gehen.«

Ich war ratlos und hilflos. Vor mir auf dem Bildschirm nur lachende Gesichter. Musik: Hop-Pop – und Flop! Ich sagte stopp, denn ich spürte, wie mein Gesicht böse wurde, und schaltete ab. Warum gibt es am Silvesterabend nicht wenigstens einen Sender, der sich dem Gefühlsleben der Menschen zuwendet, deren seelische oder körperliche Verfassung kein »Juhu, wir sind so gut drauf!« verträgt? Oder ist die Anzahl der Besinnlichen so klein, dass damit keine genügend hohe Einschaltquote erreicht wird? Schade!

Ich gehe ins Schlafzimmer, setze mich auf das Bett meines Mannes, streichele seine kalten Hände und küsse seine Stirn. Er flüstert: »Ich muss mal …«, und versucht aufzustehen.

»Nein, nein, du hast Pampers! Ich hole frische«, beruhige ich ihn.

Dann gehe ich schnell durch mein Arbeitszimmer, das Wohnzimmer, über den Gang zur Abstellkammer, wo der Sack mit den Pampers lagert. Als ich zurückkomme, ist sein Bett leer.

»Caaaarlos!«

Mein Mann, der penible und gepflegte, den alle intimen Verrichtungen, die ich für ihn erledigte, belasteten, war aufgestanden und ins Bad gewankt.

Dort lag er, so als wäre er gestolpert.

»Caaaarlos!«

Ich drücke den Notfallknopf, der in jedem Raum angebracht wurde.

»Kommen Sie sofort, mein Mann ist ohnmächtig!«

In wenigen Minuten waren ein Arzt und eine Stationsschwester zur Stelle.

Sie legten meinen Mann auf eine Decke und trugen ihn zurück in sein Bett.

Dann sahen sie mich stumm an …

Ich kann nicht begreifen, dass der Mann, den ich liebe, nicht mehr atmet. Ich schließe seine Augen, küsse ihn auf die Stirn und halte ihn fest in meinen Armen, während von draußen Prositrufe, Raketengeknatter, die Schläge der Pummerin* über die Wienerstadt dröhnen und der unerträgliche Lärm in unser Schlafzimmer dringt. Manchmal hatte ich in den vergangenen Wochen gewünscht, dass er einmal sanft einschlafen dürfte, schließlich wünscht sich das jeder Mensch, und gleichzeitig gehofft, dass wir noch ein paar schöne Jahre zusammenbleiben könnten.

Der beste Freund in meinem Leben lebt nicht mehr …

---

* Die Pummerin ist die berühmteste Glocke Österreichs. Sie wird nur zu seltenen Anlässen eingesetzt. Zum Jahreswechsel, Punkt 24 Uhr, schallt sie über die Wienerstadt.

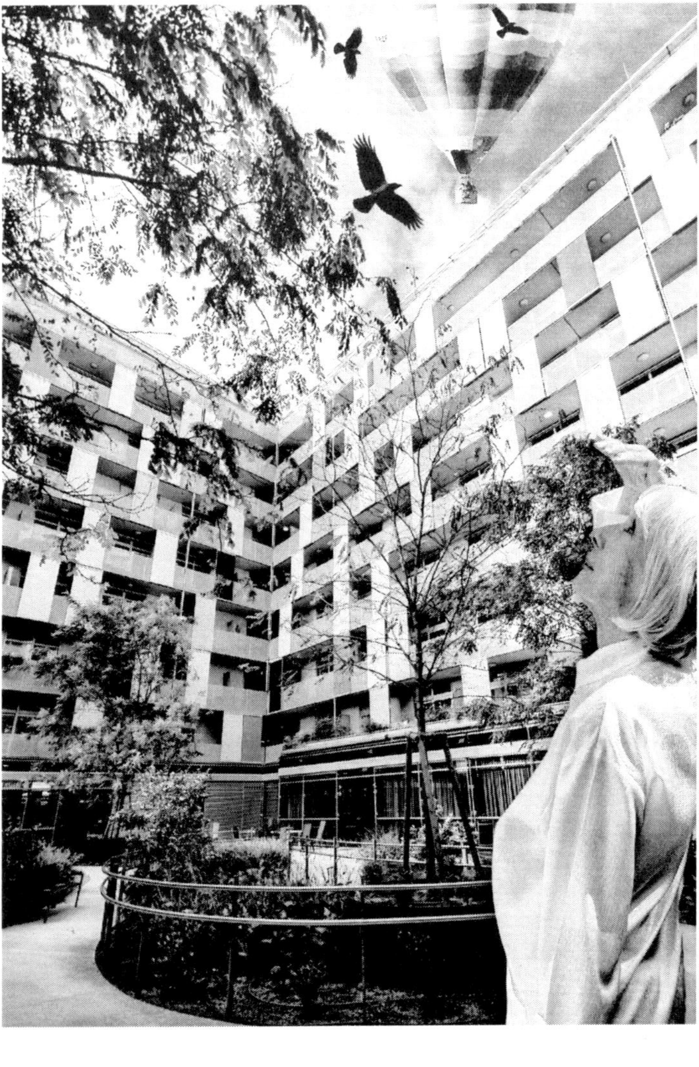

Wir sind angekommen.

Leiden ist ein Teil unseres Lebens. Niemand kann sein Leben davor schützen. Das Leiden mit Gewalt aus seinen Gefühlen zu verbannen, halte ich für sinnlos. Alle Ratschläge, Verhaltensmaßnahmen, Rituale führen zu einem Fantasieleben.

Gegen seelisches Leid und gegen den Krebs ankämpfen? Wie? Womit? Warum?

Die Jesuiten verordnen Willensexerzitien, Yogis Meditationen, die Juden zerreißen ein Stück Stoff an ihrem Gewand und sitzen Schiwe* …

Ich kann *ihn* nicht, will *ihn* nicht loslassen. Jeder Ratschlag, den *er* gab, jedes Buch, das *er* gerne las, *seine* Schlüssel, Kleider, Notizbücher, alles bringt das Tränenbrünnlein zum Fließen. Lauter liebe Leute trösten mich mit Blumen, Anrufen, Briefen, E-Mails – danke, meine Lieben, aber ich will nur in Ruhe leiden und weinen dürfen.

Man rät mir zu Mut, Selbstbestimmung, positivem Denken, durchhalten, verreisen!

Lieber Gott – an den ich doch nicht glaube …
Lieber Gott – allmächtig und stumm.
Nimm den Schmerz aus meinem Herzen!
Lass mich klug sein und nicht dumm.

---

* Dabei sitzen die Trauernden sieben Tage auf einem niedrigen Hocker.

ES BLEIBEN FRAGEN

Der Moment in meinem Leben ist gekommen, an dem nur *ich* über mein weiteres Leben entscheiden muss – so ich noch eins habe.

In meiner gesundheitlichen Situation?

Ach ja, da ist ja der Ungustl … Warum war er so unauffällig in diesen Wochen? Ich hatte ihn fast vergessen. Kein drängender Schmerz im Darm, kein Blut, kaum Inkontinenz. Was war los? Heißt es nicht, dass Krebs auch durch seelische Probleme ausgelöst werden kann? Liest man nicht, dass man Krebs verschlimmert, wenn man ihn nicht mit positiven Gefühlen verdrängt?

Alles Mache, alles Mumpitz, denke ich und will nur Ruhe und Einsamkeit. Wenn ich durch den Prater wandere, auf schmalen, verschlungenen Wegen, wird mein Kopf klarer. Nützliche oder nutzlose Gedankenrichtungen, von wohlmeinenden Menschen empfohlen, verschwinden. Ich denke nicht mehr darüber nach, sondern beobachte lächelnd die spielenden Hunde und freue mich über die freche Krähe, die mich minutenlang verfolgt, weil ich ihr ein Stückchen Wurst zugeworfen hatte. Mit jedem ruhi-

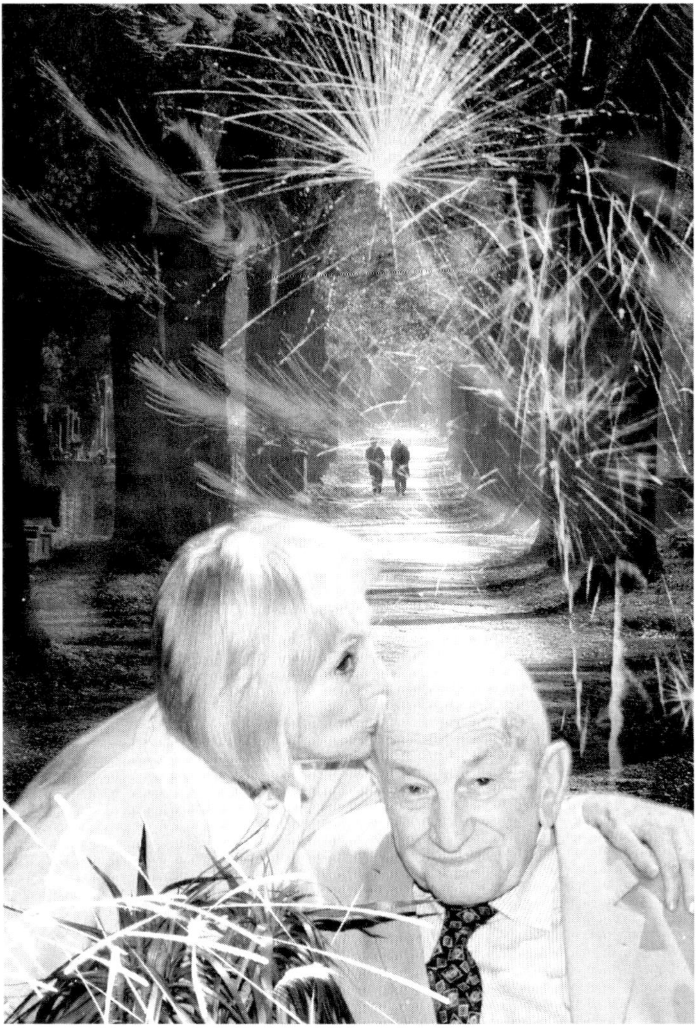

Immer wenn man dankbar an einen Toten denkt, lächelt dieser im Paradies.

gen Atemzug, mit jedem Schritt, tritt das ein, was Arthur Koestler das »ozeanische Gefühl« nannte. Man fühlt sich minutenlang befreit von allem, was einen seelisch hinunterzieht. Ach, könnte man diese kurze Zeit nur festhalten!

Aber spätestens auf der Prater-Hauptallee, mit schnaufenden Fiakerpferden und Joggern, ist die bittere Realität wieder da und der Ungustl suggeriert: »Marsch nach Hause!«

Beim schnellen Gehen spüre ich, wie Feuchtigkeit und Flüssigkeit einfach aus mir heraus und in die Verpackung hineinfällt. Ich bleibe stehen und versuche mit aller Kraft, den Muskel zu schließen. Schließlich heißt er ja Schließmuskel. Zu spät.

Der Kerl will nicht, was ich will!

Aber Erleichterung! Alles wird aufgesaugt und die Jeans bleiben trocken.

Zu Hause geht es wieder los: »The same procedure…«

Irgendwo las ich einmal, dass das Wort Humor aus dem Lateinischen kommt und Flüssigkeit bedeutet, weil die Ärzte in der Antike der Ansicht waren, die seelische Stimmung hinge von unseren Körpersäften ab.

Die alten Römer konnten wahrscheinlich nicht gut riechen!

Dr. Schmid, die personifizierte Sachlichkeit, hat entschieden: In meinem jetzigen Zustand keine Chemo, keine Bestrahlungen – eine Auszeit bis Februar.

Erleichterung mischt sich mit Überraschung. Was ist das? Was bezweckt er damit? Hält er die Behandlungen für sinnlos, um mir Quälendes zu ersparen? Oder hat ihn mein »Haltung, mein liebes Kind!« gerührt oder gar *be*rührt?

Ich bin in tiefer Trauer, gehe jedoch nicht als leidende, schwarze Witwe umher. Warum setzt er die Behandlungen nicht fort?

Ich war also vom maschinellen Ablauf der Bestrahlungen für einige Wochen befreit.

In der »Zeit« las ich, wie sich der weltberühmte Filmregisseur Helmut Dietl outete mit seinem Lungenkrebs. Drei ganze Seiten mit beeindruckenden Fotos. Wow! Im Journalistenjargon sagt man: »Ein Interview ist immer so gut wie die Fragen, die gestellt werden«, und der Chefredakteur stellte knappe und gezielt gute Fragen. Ich suchte in Dietls ausführlichen Antworten nach einem Verhaltenswegweiser, doch auch nach mehrmaligem Lesen kam mir nur der Satz von Bertolt Brecht in den Sinn, mit dem Marcel Reich-Ranicki seine Talkshow zu beenden pflegte:

13. Lektion: »Wir stehen selbst enttäuscht und sehn betroffen den Vorhang zu und alle Fragen offen!«

Der mit hunderttausend Euro dotierte Deutsche Preis für Philosophie und Sozialethik ging 2013 an Prof. Dr. Dr. h. c. Michael Quante. Besonders für seine Beiträge zu der Frage des selbstbestimmten Sterbens. Gut so!

Ich denke an Clemens Wilmenrod. Wer erinnert sich noch an diesen guten Kabarettisten und Schauspieler? Seine Bekanntheit und Beliebtheit elektrisierte erst dann die Massen, als er zum ersten Fernsehkoch Deutschlands aufstieg. Clemens gab gewisse Küchentipps, benutzte bestimmte Geräte vor der Kamera und alle kauften – kauften – kauften. Er war es, der die Fressbranche mobilisierte. Heute noch, nach über fünfzig Jahren, überfluten Kochsendungen und Kochbücher auch jene, die nie eine Küche betreten. Clemens, dieser liebenswerte Kollege, sagte mir einmal zum Thema selbstbestimmtes Sterben – bei strahlender Gesundheit: »Eine Flasche Champagner und eine Kugel in den Kopf …«

Einige Jahre später, nach seiner Krebsdiagnose, setzte er diese Ankündigung in die Tat um. Es ist

Jahrzehnte her. Ich bewunderte seinen Mut, für den ich weder die Kraft noch den Revolver besitze.

Und wieder outet sich ein Prominenter. Mit vierzig Millionen verkaufter Bücher ist Henning Mankell nicht zu toppen. Sicherlich werden ihm wegen diesem Bericht über seine Krebskrankheit noch ein paar Mille zufließen. Er sagte, er werde den schweren Kampf aufnehmen, weil es um Schmerzen und Leiden gehe, die so viele Menschen beträfen.

Immer wieder lese und höre ich von den betroffenen Krebs-Promis: Kampf – Kampf – Kampf!

Aber niemand erklärt mir, *wie* man kämpft.

Ich schreibe weiter über das Erfühlte, Erlebte und Geschehene. Wie ist der medizinische Ablauf? Was geschieht mit mir, wenn ich das Krankenhaus verlasse? Wie gelingt es mir, alles zu verheimlichen und weiter Theater zu spielen, Lesungen zu machen und Freunde zu treffen?

Ich konnte das, weil ich eine Tochter habe. Dieses Zauberwesen, diese Kraftspenderin, die mich unermüdlich unterstützt, mich aufrichtet und erheitert.

Niemals sagt sie: »Du musst …«, sondern listig schlägt sie vor: »Du solltest vielleicht …«

Nachdem Carlos uns verlassen hatte, war sie innerhalb von ein paar Stunden, aus Berlin kommend, an meiner Seite.

Bei lähmenden Behördengesprächen, wenn mir Tränen die Kehle zuschnürten, ergriff sie das Wort. Mit »Kreislerischer Eloquenz« vereinnahmte sie auch die trockensten Beamten.

Mein Mann war Atheist und ein großer Verachter aller traditionellen Riten oder Veranstaltungen. Eigentlich wollte er seinen Körper der Anatomie zur Verfügung stellen. »Damit die Studenten sehen, dass man als Raucher statt einer Lunge auch ein Brikett im Körper haben kann«, sagte er. Nun, Ehefrauen sollten nicht in jedem Fall allen Wünschen ihres Mannes folgen. Mein Mann wurde eingeäschert und ich bekam die Erlaubnis, die Urne in meiner Wohnung aufzubewahren. Noch absurder war jedoch der Wunsch der Friedhofsverwaltung: … der Dahingeschiedenen müsse bekleidet mit Unterhose und Unterhemd, Anzug und Socken, aber ohne Schuhe, zur Einäscherung übergeben werden. Das sei die Vorschrift!*

Ich denke, für einen Analytiker wäre es wahrscheinlich eine interessante Aufgabe, festzustellen, wie viel Anteil an Stoff, Knöpfen, Reißverschluss etc. im Gegensatz zu Knochen, Haaren, Zähnen in der Asche einer Urne enthalten ist.

---

* Im Wiener Original: »Gnä' Frau, des is die Vurschrift!«

Ich wählte eine hübsche Keramikurne aus und platzierte sie im Bücherzimmer neben meinem Schreibtisch.

Auch wenn sie seine geistigen oder seelischen Kräfte nicht beinhaltet, sage ich trotzdem »Guten Morgen« und »Gute Nacht«!

Der Gedenk- und Bedenkplatz ist heimelig und sicherlich gemütlicher als jeder Friedhof.

»Du solltest vielleicht nur jede zweite Nacht ein Schlafmittel nehmen«, schlägt Sandy vor. Gut so! Auch wenn diese Nächte nur drei oder vier Stunden haben, es gelingt.

»Du solltest vielleicht wieder mit ein paar Yogaübungen beginnen?«, drängt sie, es gelingt.

Nach Monaten, in denen ich meinen Körper nur schmerzhaft oder gar nicht spürte, beginne ich zunächst mit der Technik des richtigen Atmens.

Denn das Wichtigste ist die richtige Atmung!

Egal ob im Sitzen, Liegen oder Stehen, ich atme immer durch die Nase ein und aus.

Mit Konzentration führe ich meinen Atem zu der Stelle im Körper, die schmerzt. Die eingeatmete Luft wölbt meinen Bauch nach außen.

Einige Herzschläge lang halte ich die Luft an.

Dann ziehe ich ruckartig den Bauch ein und schnaube wie ein Pferd die Luft durch die Nase aus. Taschentuch bereithalten!

Wunderbare Begleiterscheinung: Die Nasenatmung wirkt sich positiv auf die Gehirntätigkeit aus.

Bei der zweiten Atemübung sitze ich gerade und atme durch die Nase tief ein und aus.

Dann stehe ich auf, beuge meinen Körper in die Waagerechte nach, mache drei ruhige Atemzüge und setze mich dann wieder hin.

Zunächst gelang mir dies nur drei- oder viermal, weil ich wegen starken Harn- oder Stuhldrangs unterbrechen musste, doch allmählich konnte ich die Übungen ohne Unterbrechungen steigern. Nach einer Woche – oder waren es zehn Tage – bemerkte ich, dass meine Inkontinenz nachgelassen hatte.

Eine Folge der Übungen oder Nachfolge der Chemo? Ich weiß es nicht.

An irgendeinem Tag kniete ich mich auf meine Yogamatte und legte intuitiv meine Hände auf den Bauch, dorthin, wo die Ungustl ihr Unwesen trieben.

Die Stelle wurde warm. Ich konzentrierte mich auf meine Hände und sagte laut: »Weg mit euch! Raus! Raus! Raus!«

Mit diesen zornig ausgestoßenen Worten schleuderte ich meine Hände von mir weg, als würde ich etwas Ekliges von meinen Händen abstreifen.

Dann streckte ich meine Arme nach vorn aus und sagte: »Ich nehme die heilende, göttliche Kraft aus dem Universum und führe sie in meinen Körper.«

Diese körperliche und gedankliche Abfolge praktizierte ich von nun an regelmäßig.

Sie entstand nicht durch eine bewusste Überlegung – es tat mit mir.

Etwas in mir verlangte nach diesen Ritualen und ich wusste nicht, warum.

Also verzichte ich weiterhin auf die von den »Kämpfern« verordnete Selbsthypnose. Ich beobachte, dass viele Menschen das Äußerliche gerne verinnerlichen. Alles, was an Meinungen, Ratschlägen, Hinweisen von außen an sie herangetragen wird, nehmen sie für bare Münze und merken nicht, dass der wahre Rat nur von innen kommen kann.

Mein erster Fehler war, dass ich mich und meinen Ungustl mit anderen an Krebs erkrankten Personen verglichen habe. So, wie kein Fingerabdruck dem anderen gleicht, so ist jeder Ungustl gefühlsmäßig unvergleichbar, auch dann, wenn er den gleichen medizinischen Namen hat. Mein zweiter Fehler war, dass ich mich fast ausschließlich mit ihm beschäftigt habe. Und plötzlich – von innen heraus – erkenne ich: Ich muss ihn einfach vergessen. Vergessen ist lebensnotwendig.

14. Lektion: AUSHALTEN! DURCHHALTEN! MUND HALTEN!

UNGEWISSHEIT – GEWISSHEIT

Wochenlang war der Hinweg zum AKH gepflastert mit dem belastenden Wort: Ungewissheit!

Es gibt nur eine Gewissheit – den Tod.

Der Tod eines geliebten Menschen lässt uns die Ungewissheit über das eigene Schicksal vergessen. In schlaflosen Nächten wird einem alles gleichgültig. Die Begeisterung für künstlerische Aufgaben? Was soll's! Die Vorfreude auf den Sommer? Was geht mich der Sommer an! Die Sorge um die Tochter? Sie ist stärker als ich. Wenn dann endlich der Schlaf kommt, arbeitet das Gehirn weiter und sendet Momente, an die man jahrzehntelang nicht gedacht hat. Natürlich sind es zumeist Bühnensituationen. Aber nach dem Aufwachen ist der geträumte Satz, klar wie Kristall, wieder da: »Der Kummer, der nicht spricht, raunt leise zu dem Herzen, bis es bricht …« Shakespeare – alles klar! Weil ich vor dem Einschlafen den großartigen Shakespeare-Bericht zum 350. Todestag des Bühnengenies in der »Zeit« gelesen hatte. Nein, ich hatte diesen Satz nicht zu sagen. Ich war damals – wie lange ist es her? – die kleine Schauspielschülerin, die den Pagen an der Seite von Harry Meyen spielen durfte. Harry, der übersensible, hochgebildete Künstler, der sich einem Weiterleben ohne Romy Schneider und dem gemeinsamen Sohn durch Selbstmord entzog. Es wurde vieles und viel Falsches darüber berichtet – diese *Ungewissheit …*

Endlich kommt der Morgen und die Routinevorbereitung für die Arztkontrolle. Gab es einmal eine Zeit, in der man morgens ein Honigbrot und Milchkaffee genossen hat? Genießen – was ist das?

»Die Bilder zeigen, dass die beiden Tumore nicht mehr sichtbar sind. Sie brauchen im Moment keine Bestrahlungen und Chemotherapie. Wir werden jeden Monat genau untersuchen, ob irgendwelche Metastasen oder Veränderungen stattfinden. Bis dahin können Sie alles tun, was Ihnen Freude macht.«

»Ja, aber …«, stotterte ich überrascht, »bin ich denn jetzt gesund?«

Mein Guru sagte weder Ja noch Nein.

»Vielleicht bei zehn oder zwanzig Prozent meiner Patienten habe ich mit dieser Behandlung gute Resultate erreicht«, meinte der ruhige und bescheidene Mediziner, dem ich am liebsten einen Kuss gegeben hätte. Am liebsten wäre ich singend und hüpfend aus dem Arztzimmer von Dr. Schmid hinausgestürmt. Aber: »Haltung, mein liebes Kind.« Ich bedankte

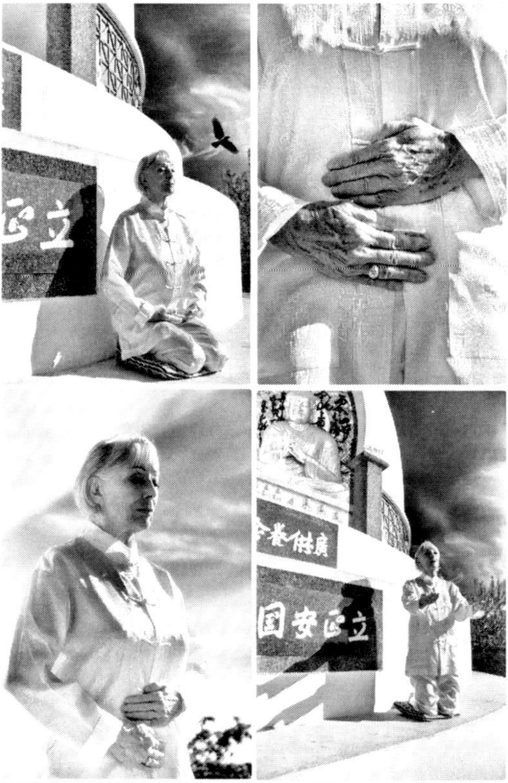

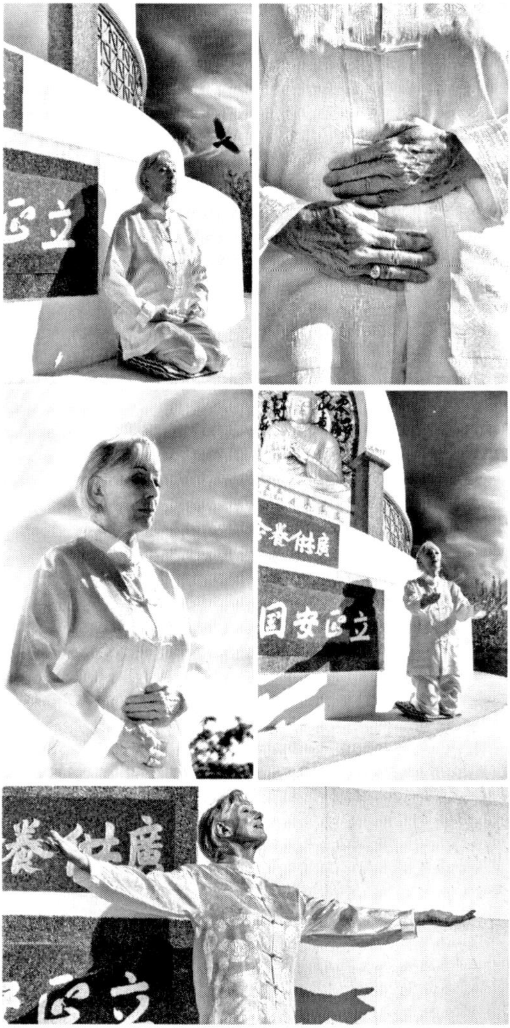

Ich atme Lebenskraft und bin nicht mehr angreifbar.

mich und notierte den nächsten Untersuchungstermin in vier Wochen.

Ich verlasse das AKH. Über mir ein makelloser, strahlend blauer Himmel.

Der Ausgang liegt auf einer Anhöhe und man blickt über die Dächer der U-Bahn-Stationen. Ich starre in den wolkenlosen Himmel. Zwei große schwarze Vögel fliegen mit ruhigem Flügelschlag über mir. Ihr nehmt jetzt meine Ungustl mit, denke ich. Plötzlich sind sie vom Himmel verschwunden, obwohl keine Wolke, kein Hausdach, keine Kirchturmspitze sie verdecken konnte. Keine Halluzination, obwohl ich seit sechzehn Stunden nichts gegessen hatte.

Aus der Bäckerei, die dem Krankenhaus gegenüberliegt, duftet es nach frischen Mehlspeisen. Ich bin keine Süße, aber jetzt schlage ich zu und stopfe zwei große Golatschen* und einen Cappuccino in mich hinein. Gut so! Wenn diese Kalorienbombe auch gegen die »gesunde« Krebsernährung spricht.

Der Fensterplatz im kleinen Café ist eine Beobachtungszentrale. Alle Menschen, die in Richtung AKH-

---

* Wiener Spezialität: mit Quark (österr.: Topfen) gefüllte Teigtaschen aus weißem Mehl

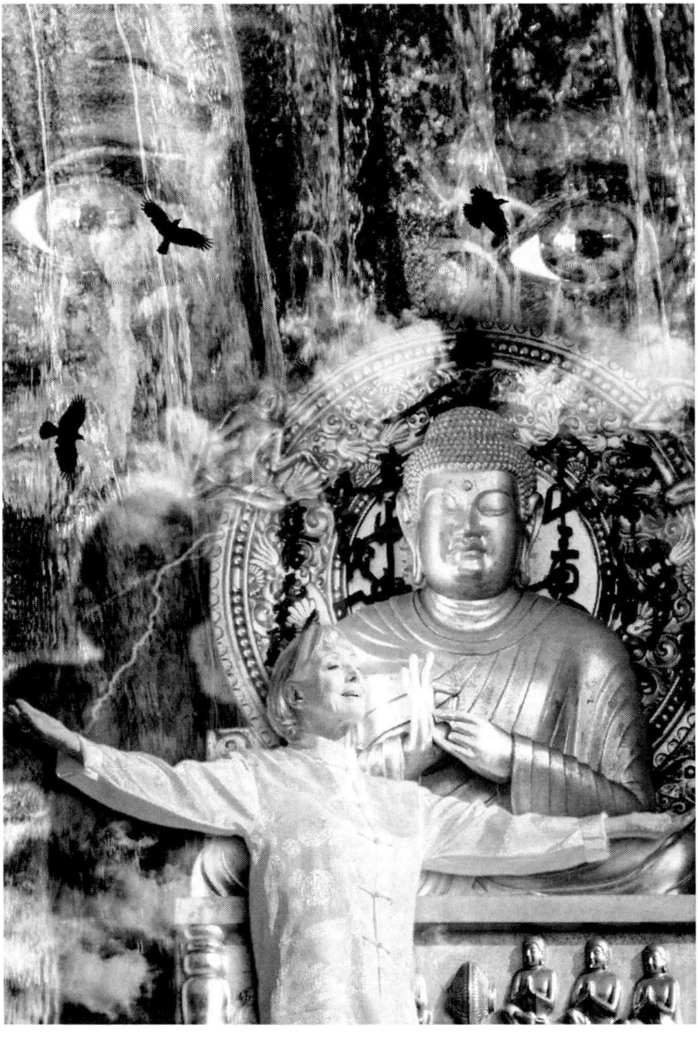

»… und Buddha lächelte.« Tränen wirken erlösend,
aber sie lösen nicht die Probleme!

Haupteingang vorbeigehen, haben ernste Gesichter. Einige rauchen hastig und werfen den Glimmstängel gereizt in den Rinnstein. Kinder quengeln, Mütter beruhigen. Ich fühle mit ihnen.

Die hoffnungsvolle Nachricht hat mich weder glücklich noch euphorisch gemacht. Eine tiefe, stille Dankbarkeit ist in mir. Vielleicht gelingt es mir, dass sich meine Seele und mein Körper nach diesen Schicksalsschlägen erholen werden? Vielleicht kommt meine Lebenskraft und Lebensfreude wieder zurück? Vielleicht hat sich der Ungustl davongemacht, weil ich ihn nicht bekämpft, sondern einfach nur verflucht habe?

Ich habe mich geweigert, den Ungustl zu bekämpfen, weil ich mein Leben lang gekämpft habe, um am Ende meines Lebens festzustellen, dass ich fast nichts bewirken konnte. Weder mit meinen Bühnenauftritten, in denen ich gegen Faschismus und Antisemitismus, Brutalität und Gier kämpfte, noch mit meinem Kampf um politische Solidarität. Es war niemals leicht, eigene Ideen durchzusetzen, und die Erwartung, dass kulturpolitische Aussagen eventuell von der öffentlichen Hand gefördert gehören, war zumeist illusorisch. Manche rote oder schwarze »Kulturbonzen« komplimentierten mich mit maliziösem Lächeln aus ihren Barockbüros.

15. Lektion:
MAN SAGT: DAS ZIEL HEILIGT DIE MITTEL! ICH ERKENNE: DIE MITTEL DIESER LEUTE VERNICHTEN DAS ZIEL.

Wenn man nicht einmal den Kampf um selbstverständliche, menschliche Kulturansprüche gewinnen kann, wie soll man den Kampf gegen die *un*menschliche Geißel der Menschheit – gegen den Krebs – gewinnen?

Von Woche zu Woche werden meine körperlichen Beschwerden weniger, und meine Zuversicht, den Ungustl vertrieben zu haben, steigert sich.

Im klugen Buch der Krebshilfe las ich: »Sie werden durch das Mitteilen Ihrer belastenden Gefühle entlastet …«

Aha, sage ich mir: Die Menschen, die ich gernhabe, werden aber auch *be*lastet, und das will ich nicht. Deshalb habe ich Freunden, Kolleginnen und Bekannten kein Wort verraten.

Es genügte, dass ich monatelang meinen Lieben große Sorgen gemacht habe.

Nein, ich benötige keine Motivationen von Außenstehenden, um Hoffnung zu tanken. Ich will kein Mitgefühl von Fachberaterinnen, sogenannten Psycho-

Onkologen, die mit mir Lösungsstrategien (was für ein kriegerisches Wort!) erarbeiten.

Zweifel befallen mich. Wieso kann ein ganz Gesunder einem/einer Krebskranken das Wohlbefinden wiedergeben? Als würde ein Priester einem Brautpaar den guten Beischlaf erklären.

Gut gemeint ist noch lange nicht gut gemacht.

»Sie bleiben nicht allein!«, schreiben die Verfasser der Krebsbroschüre.

»Einspruch, Euer Ehren!« Ich will allein sein! Ich bin gerne allein!

In der Einsamkeit der Natur kann ich Kraft und Zuversicht tanken.

An der Mauer einer Kirche steht: »Mein Bauch gehört mir!«

Natürlich war damit ein Gustl oder eine Gusti im Bauch der Schreiberin gemeint, aber ich übernehme den Sinn der Worte für meinen Ungustl.

Es gibt Menschen, denen das hemmungslose Ausschütten ihrer Befindlichkeiten eine große Erleichterung bringt. Gut so! Warum nicht? Andere glauben, dass gute Gedanken das Positive und schlechte das Negative anziehen. Kann sein. Oder auch nicht. Ich habe meine Gedanken und Empfindungen aufgeschrieben, um klarzustellen, dass jeder Mensch mit

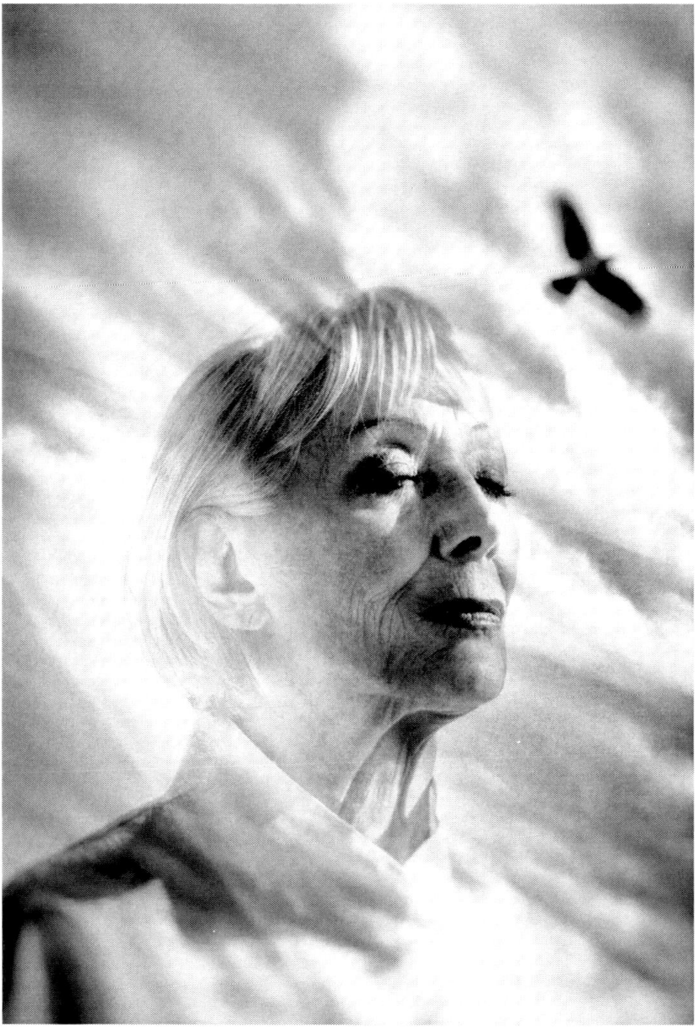

Falten zeigen: Du hast geliebt, gelebt und gelacht.

einem Ungustl letztendlich nur für sich selbst entscheiden kann und sollte.

Eine Krankheit verändert die meisten Menschen. Sicherlich gibt es Krebskranke, die ihre Gefühle, Probleme und Sorgen ihren Freunden mitteilen müssen. Therapeuten und Krebsbewältigungsgruppen raten dazu. Ich habe geschwiegen und mich geändert.

Jeder soll für sich entscheiden, ob es zielführend ist, »der besten aller Freundinnen« zu sagen: »Ich habe Krebs! Ich bin unglücklich! Vielleicht sterbe ich bald!«

»Haltung, mein liebes Kind!«, sagte ich mir und zeigte ein heiteres Gesicht! Trotzdem ist immer noch diese unterschwellige Angst da. Ist der Ungustl wirklich verschwunden oder brütet er an einer anderen Stelle im Körper bereits sein Unwesen aus?

Bevor sich der Ungustl in meinem Körper eingenistet hatte, ruhte ich mich aus, wenn ich müde war, wenn ich jetzt müde bin, glaube ich, der Ungustl befiehlt: »Ausruhen!«

Obwohl Dr. Schmid sagte, dass er nicht mehr sichtbar sei, existiert *er* weiterhin in meinen Gedanken. Wir hatten zwölf Monate lang eine innige, schwierige Beziehung. Es ist wie bei der Trennung von einem Geliebten, mit dem man nicht, ohne den man aber auch nicht leben kann. Man legt Erfahrungen nicht beiseite wie ein gebrauchtes Taschentuch.

Dr. Schmid verordnete eine strenge Beobachtung, denn der Ungustl könnte an einer anderen Stelle im Körper wieder hervorkriechen oder seine todbringenden Metastasen platzieren. Also – alle paar Monate ab in die Röhre!

Bestechend seine Aufrichtigkeit, mit der er erklärt, dass die Computertomografien natürlich sogenannte Schläfer nicht erkennen können.

Um mich mit dem versöhnlichen »Bis dahin können Sie alles tun, was Ihnen Freude macht …« zu verabschieden.

Also motiviere ich mich zu einer Zwangsbeglückung und sage zu mir: »Ich tue nur noch das, was mir Freude macht!«

Fehlmotivation!

Freude durch Zwang? Die gibt es nicht!

Monatelang hatte ich alle künstlerischen Verpflichtungen abgesagt.

In schlaflosen Nächten höre ich Carlos sagen: »Arbeit ist die beste Medizin!« Also werden Auftrittstermine aktiviert und schrittweise Stimme und Körper trainiert. Die Tage sind ausgefüllt mit Text lernen und schreiben. Doch vor allem mit dem Arbeiten am *Allein*sein.

Allein zu sein war mir immer Bedürfnis und Freude und wurde von meinem Mann respektiert. Denn er, ein passionierter Leser, konnte stundenlang schmökern.

Jetzt war es ein anderes Alleinsein. Es war Einsamkeit.

Wenn ich von einer Wanderung zurückkam und mit kindlicher Freude meine Begegnung mit einem Feuersalamander schilderte, freute sich Carlos mit mir. Sich zusammen an etwas zu *er*freuen, das ist Lebensqualität.

Trotzdem! Kein Herumsitzen und Innenschau-Abhalten, sondern arbeiten.

Zwölf Monate sind verflogen. Zwölf Monate Lebensangst und Todesangst. Zwölf Monate körperliche und seelische Schmerzen. Und dennoch gab es auch kurze lichte Momente. Immer dann, wenn die Bühnenlichter erstrahlten und den Ungustl für zwei Stunden auf ein dunkles Abstellgleis verbannten.

Und niemand hatte etwas bemerkt.

Meine Sandy und ihr wunderbarer Roger überschütten mich mit liebevoller Zuwendung und es gelingt mir sogar, Trauer und Ungustl aus unseren Gesprächen fernzuhalten.

Was sollte ich noch sagen? Dass ich morgens in den Spiegel sehe und nicht mehr das lächelnde Gesicht der weißhaarigen Schauspielerin sehe? Jetzt starrt mich »Madame Plissee, die Vielfältige« an! Auch gut, denke ich. Lifting? Botox? Quatsch! Wer mich so nicht erträgt, kann mich mal …

Während der Zeit des Leidens und Abschiednehmens verschwand der Druck, schön, attraktiv, erfolgreich bis ins hohe Alter zu sein. Langsam findet man einen Weg, mit Tatsachen umzugehen, und fühlt sich befreit. Immer wieder sagt jemand: »Du siehst wunderbar aus …« Ich klopfe lächelnd auf meine Wangen und sage: »Das machen nur Lieschen und Lenchen!«*

Man lacht gemeinsam. Das Lachen ist keine Zerreißprobe für das Gesicht wie bei den Gelifteten.

Die Vorstellung der »Jüdischen Brillanten« im ausverkauften Theater Akzent wird ein großer Erfolg. Blumen, Jubel, drei Zugaben! Ein großes, warmes Gefühl der Dankbarkeit für mein Publikum durchflutete mich.

Mein Pianist und ich verlassen zusammen das Theater. Vor uns gehen zwei Besucherinnen. Sie schwärmen von der Vorstellung und eine sagt: »Du weißt ja, die Küppers ist über achtzig?«

---

* Elizabeth Arden und Helena Rubinstein! Keine bezahlte Werbung. Wird, je nach Stimmung, durch andere Kosmetikköniginnen ersetzt.

Und die andere antwortet: »Ach wo, das sagt sie nur, damit wir sie bewundern …«

Wir lachten und ich erzählte Béla, dass Bruno Kreisky mir einmal sagte: »Sie glauben gar nicht, wie viel Lob ich vertragen kann …«

Auch in den nächsten Tagen erreichten mich berührende, lobende Nachrichten. In einem Brief stand: »Und jetzt sind Sie eine begehrte Berglöwin!«

Löwin konnte ich verstehen, denn der Schreiber kannte vielleicht mein Sternbild, aber was meinte er mit *Berg*löwin? Also googelte ich das Wort und – man fasst es nicht – Berglöwinnen nennt man alte Frauen, die sich junge Männer krallen.

Ich habe dem Schreiber nicht geantwortet. Denn …

Letzte Lektion:
ES FLIESSEN INEINANDER TRAUM UND WACHEN,
WAHRHEIT UND LÜGE. SICHERHEIT IST NIRGENDS.
WIR WISSEN NICHTS VOM ANDERN, NICHTS VON UNS;
WIR SPIELEN IMMER, WER ES WEISS, IST KLUG.

ARTHUR SCHNITZLER

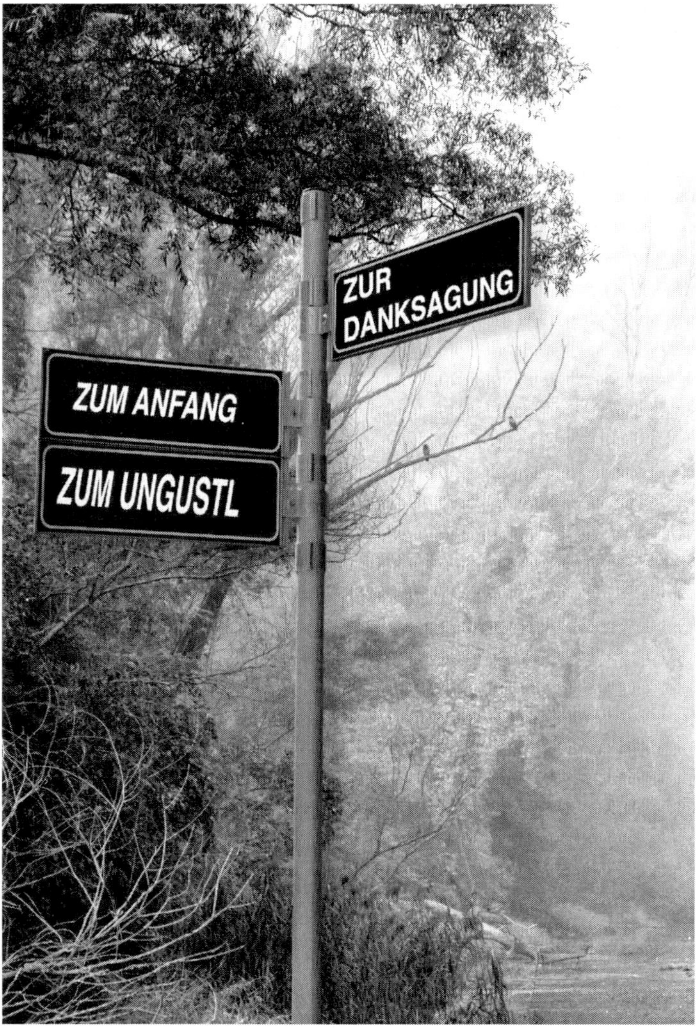
ZUR
DANKSAGUNG
ZUM ANFANG
ZUM UNGUSTL

DANKSAGUNG

Mit großer Dankbarkeit denke ich an die Personen, die mir ihre aufrichtige und warmherzige Zuneigung schenkten.

Meiner Schwägerin, Marina Robertson in England, danke ich für ihren Besuch in Wien und die Endlos-Telefonate, die mich aufrichteten.

Ich danke Andrea Robertson-Begg (Member of The Association for Meridian & Energy Therapies, United Kingdom) für ihre kraftspendende Konzentration, die über weite Entfernungen wirkungsvoll war.

Ich danke Oberarzt Dr. Tibor Geley, der mich (auch nach Abschluss meiner Behandlung im LKH Bad Ischl) bis heute mit ermutigenden Worten stärkt.

Meine große Wertschätzung gebührt Oberarzt Dr. Rainer Schmid. Er strahlt ein hohes Verantwortungsgefühl aus und gab mir damit in diesem Jahr, das unter dem Unstern gesundheitlicher und privater Katastrophen stand, innere Ruhe und Zuversicht.

Wilma Gerstl, die, nichts von meinem Ungustl ahnend, meine Lesungen betreute, mit mehr oder weniger professionellen Veranstaltern kämpfte und mir jeden Bühnenauftritt erleichterte, danke ich von Herzen.

Meiner Freundin Ingrid Kollmer, auch sie von einem Ungustl gepeinigt, danke ich für die fantasievollen Bilder und die beglückende Zusammenarbeit.

Ich danke meiner Lektorin Sabine Jaenicke für wertvolle Anregungen und weil sie mein Manuskript gewissenhaft und sorgfältig glättete.

Mein besonderer Dank gebührt meiner Verlegerin Brigitte Fleissner-Mikorey. Nur eine einfühlsame Frau hat Verständnis und ist in der Lage zu entscheiden, ob in der Welt der Bücher ein Ungustl einen Platz einnehmen soll. Sie hat meine Aufzeichnungen nie infrage gestellt und ihr Mitgefühl für meine Situation schenkte wunderbare, lichte Momente in einer dunklen Zeit.